Bütschli, Vorlesungen über vergleichende Anatomie

Der vorliegenden 5. Lieferung mit dem Kapitel „Leibeshöhle" werden noch folgen:

6. Lieferung: Atemorgane.　　Erscheinen für 1933 vorgesehen

7. Lieferung: Blutgefäßsystem.　Erscheinen für 1934 vorgesehen

8. (Schluß-) Lieferung: Excretions- und Geschlechtsorgane; Sachverzeichnis.　Erscheinen für 1935 vorgesehen.

VORLESUNGEN ÜBER VERGLEICHENDE ANATOMIE

VON

OTTO BÜTSCHLI†

PROFESSOR DER ZOOLOGIE IN HEIDELBERG

5. LIEFERUNG

LEIBESHÖHLE

ÜBERARBEITET UND HERAUSGEGEBEN VON

C. HAMBURGER

HEIDELBERG

MIT TEXTFIGUREN 275—389

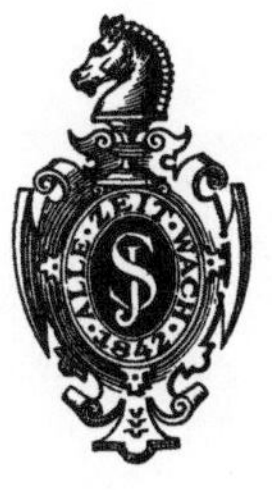

SPRINGER-VERLAG BERLIN HEIDELBERG GMBH

ISBN 978-3-662-01775-3   ISBN 978-3-662-02070-8 (eBook)
DOI 10.1007/978-3-662-02070-8

Vorwort.

Herr Professor Blochmann sah sich im Herbst 1928 aus Gesundheitsrücksichten genötigt, die Arbeit an diesem Werke ganz niederzulegen, nachdem er schon mehrere Jahre durch eine sehr angegriffene Gesundheit in der Arbeit stark behindert war. Es ist dies im Interesse des Werkes außerordentlich zu bedauern.

Auf Wunsch der Verlagsbuchhandlung übernahm die Unterzeichnete die weitere Herausgabe trotz der Größe der Verantwortung und der ganz außerordentlichen Schwierigkeit der übernommenen Aufgabe, um das Zuendeführen des Bütschli'schen Werkes zu ermöglichen.

Die gründliche Durcharbeitung und teilweise notwendige Umarbeitung des nicht völlig druckfertig hinterlassenen Manuskriptes (z. T. unter starker Vermehrung der Abbildungen), die vielfach auch durch die jahrelang zurückliegende Niederschrift desselben nötig wurde, besorgt die Unterzeichnete. Herr Professor v. Buddenbrock-Kiel stellte sich in dankenswerter Weise für eine eingehende kritische Durchsicht dieser Arbeit und, ebenso wie Herr Dr. Loeser-Dillingen, für das Mitlesen der Korrekturen freundlichst zur Verfügung. —

Verlag und Herausgeber haben sich entschlossen, das kurze Kapitel „Leibeshöhle" für sich drucken zu lassen, um die in dem Erscheinen des Werkes eingetretene Pause nicht zu verlängern und auf die Fortführung des Werkes aufmerksam zu machen.

Es ist beabsichtigt, „Atemorgane und Blutgefäß-System" in etwa $2^1/_2$ Jahren zur Veröffentlichung zu bringen, was sich dadurch ermöglichen lassen wird, daß neben dem Manuskript von Bütschli für beide Kapitel schon wichtige Vorarbeit geleistet ist.

Vor allem liegt eine weitgehende Durch- und Umarbeitung der „Atemorgane der Mollusken und Echinodermen" mit zahlreichen neuen Figuren von Herrn Professor Blochmann vor und für das Kapitel „Blutgefäß-System", zu dem Figuren noch großenteils fehlten, hat die Unterzeichnete gleichfalls schon größere Vorarbeiten gemacht. Die Lieferung Leibeshöhle wird als Lieferung V, die folgenden Lieferungen „Atemorgane und Blutgefäß-System" als Lieferung VI und VII bezeichnet werden. Lieferung VIII: Excretions- und Geschlechtsorgane ist ganz neu zu bearbeiten. Den Abschnitt über die wirbellosen Tiere wollen v. Buddenbrock und Hamburger gemeinsam bearbeiten, während für die Bearbeitung der Wirbeltiere Herr Professor Hoepke-Heidelberg gewonnen wurde, so daß voraussichtlich in etwa 4 Jahren das Werk abgeschlossen vorliegen wird.

Für manche wertvolle Auskunft sowie die Überlassung von Literatur, Präparaten und Zeichnungen bin ich, ganz besonders den Herren Elze-Rostock, Herbst-Heidelberg, Hörstadius-Stockholm, Kallius-Heidelberg, Naef-Kairo und van Wijhe-Groningen, zu aufrichtigem Danke verpflichtet.

Die Verlagsbuchhandlung ist wie stets bemüht gewesen durch großzügige Bewilligung von Abbildungen für eine gute Ausstattung des Werkes zu sorgen.

Heidelberg, im Juni 1931.   **C. Hamburger.**

Inhaltsverzeichnis.

8. Kapitel. Die Leibeshöhle und die sich von ihr ableitenden Organsysteme (bes. das Ambulacralsystem der Echinodermen).

Einleitung.

Schon in der allgemeinen Einleitung wurde die Entstehung einer Leibeshöhle, d. h. eines mit Flüssigkeit erfüllten Raums zwischen Darm- und Körperwand, ziemlich eingehend besprochen, so daß wir auf die frühere Erörterung (Bd. I, S. 15—22) verweisen dürfen. Dort wurde gezeigt, daß in der Ontogenese zwischen Urdarm und Ectoderm sehr häufig eine solche Höhle auftritt, die aus der Furchungshöhle der Blastula hervorgeht, und nach der Bildung des Urdarms zum *Blastocoel* oder der *primären Leibeshöhle* (*Protocoel*, ZIEGLER) wird. Bei den *Larven* zahlreicher Bilaterien (so *Plathelminthen, Chätopoden, Oligomeren, Echinodermen, Mollusken, Acranier*) erhält sich dieses Blastocoel; es entwickelt sich jedoch in ihm durch Einwanderung von Ecto- oder Entodermzellen oder beider meist ein Mesenchym. Wie wir früher fanden, kommt es auch bei den komplizierteren Coelenteraten zur Entwicklung eines Mesenchyms, das sich zwischen Urdarm und Ectoderm einschiebt, ohne daß eine primäre Leibeshöhle gebildet wird. Ebenso wurde schon darauf hingewiesen, daß bei zahlreichen Bilaterien das ursprüngliche Blastocoel von einem später entstehenden *Coelom* (*sekundäre Leibeshöhle, Deuterocoel*) verdrängt werden kann und sich meist in das Blutgefäßsystem umbildet.

Ein *typisches Coelom* bildet sich allgemein bei den *Anneliden, Oligomeren, Echinodermen, Arthropoden* und *Vertebraten*, während das Coelom der *Mollusken* sich meist auf das Pericard beschränkt. Daß dieses Coelom in besonderer Weise verändert und auf verschiedenem Wege wieder rückgebildet werden kann, zeigen manche Würmer, so namentlich die *Archianneliden*, die *Hirudineen* und ähnlich vielleicht die *Nemertinen*, doch auch die *Arthropoden*.

Früher (Bd. I, S. 18) wurde schon zu begründen versucht, weshalb wir die Entstehung des Coeloms durch Ablösung divertikelartiger Ausstülpungen des Urdarms, welche sich den Gastraldivertikeln der *Coelenteraten* vergleichen lassen, für die primitivere erachten; wogegen seine Bildung als Spaltraum in einem ursprünglich soliden mittleren Keimblatt, wie sie sich bei *Anneliden, Arthropoden* und *Mollusken* gewöhnlich findet, wahrscheinlich als sekundäre Modifikation gedeutet werden darf.

Auf die erste Entstehung dieser soliden Anlage, die zwei Typen zeigt, soll hier kurz eingegangen werden. Bei der als „*teloblastisch*" bekannten Bildung des Mesoderms läßt es sich auf zwei *Urmesodermzellen* zurückführen, welche der Zelle 4 d (der Schwesterzelle der Entodermzellen des vierten Micromerenquartetts) entstammen, ursprünglich am Urmundrand liegen und sich teloblastisch (d. h. zunächst durch gesetzmäßig aufeinanderfolgende Teilung dieser Urmesodermzellen, später allerdings auch ihrer Teilprodukte) zu den soliden Mesodermstreifen oder ihnen entsprechenden unregelmäßigen Mesodermzellsträngen entwickeln (einige *Turbellarien* [*Planocera*], *Nemertinen*, *Mollusken* [ausgenommen Cephalopoden], einige *Crustaceen* und vor allem die *Anneliden*), welche von hinten nach vorn auswachsen. Von ihr unterscheidet sich die *sekundäre* oder *abgeleitete Mesodermstreifenbildung* der meisten *Arthropoden* dadurch, daß das Mesoderm sich als Zellkomplex vom Entoderm trennt und die Mesodermstreifen von vornherein durch gleichzeitige Teilungen innerhalb dieser Zellgruppen entstehen.

Die durch Spaltbildung in diesem Mesoderm entstehende Coelomhöhle wurde ursprünglich als *Schizocoel* (HUXLEY) von der durch Ausstülpung gebildeten (*Enterocoel*) unterschieden. Dieser Ausdruck wird auch vielfach für den zwischen Ecto- und Entoderm sich bildenden Spaltraum — das *Blastocoel* — angewandt (O. u. R. HERTWIG, ZIEGLER u. a.); um Irrtümer zu vermeiden, sollte man den Ausdruck in Beziehung zur Leibeshöhlenfrage ganz vermeiden.

Auch die Vermutungen über die ursprüngliche Bedeutung oder Funktion des Coeloms wurden schon früher erwähnt, namentlich, daß die Anhänger der Ansicht, das primitive Coelom sei das aus einer soliden Anlage entstandene gewesen, es phylogenetisch von der Höhle der Keimdrüsen oder Gonaden abzuleiten suchen (*Gonocoeltheorie*). Die Gründe, welche gegen diese Auffassung sprechen, wurden schon im Bd. I, S. 19—20 eingehend erörtert. Hier sei nur noch kurz darauf hingewiesen, daß die Urgeschlechtszellen in vielen Fällen unabhängig vom Mesoderm, ja sogar von der Keimblätterbildung (Arthropoden u. a.) entstehen können. Hieraus folgt aber, daß diese Geschlechtszellen ursprünglich nicht im Mesoderm liegen, sondern, wo dies der Fall, meist erst sekundär in ihm aufgenommen werden, daß also das Mesoderm und das Coelom nicht die ursprüngliche Gonadenanlage gewesen sein können.

Ferner scheinen entwicklungsgeschichtliche Untersuchungen an niederen *Nemertinen*, von deren segmental angeordneten Gonadensäckchen nach der Theorie ja das Coelom der Gliederwürmer abzuleiten ist, es wahrscheinlich zu machen, daß die Nemertinen ein Coelom besitzen, welches sich beim erwachsenen Tier im wesentlichen auf einen Teil des Blutgefäßsystems beschränkt, und vergleichend anatomische Tatsachen deuten nach gleicher Richtung (s. näheres hierüber S. 383). Dies würde es jedoch unmöglich machen, in ihren Gonadensäckchen die ursprüngliche Anlage einer Coelombildung zu sehen.

Der Vollständigkeit wegen sei noch eine dritte Theorie erwähnt, welche versucht, das Coelom mit den primitiven Excretionsorganen, den *Protonephridien* oder den *Nephridien*, in phylogenetischen Zusammenhang zu bringen (*Nephrocoeltheorie*) und ihm daher eine ursprünglich excretorische Bedeutung zuzuschreiben. Es sollte etwa so entstanden sein, daß sich das innere Ende dieser Organe zu einer Höhle, eben der Coelomhöhle, erweitert hätte. Diese Betrachtung knüpft an die Tatsache an, daß die Coelomhöhle in der Regel durch die Nephridien nach außen mündet, ebenso wie auch häufig durch die Gänge, welche die Geschlechtszellen auszuleiten haben (die *Gonoducte*). Obgleich sich nun in der Tat nicht leugnen läßt, daß die Coelomwände neben anderen Funktionen häufig auch eine excretorische Tätigkeit ausüben, so spricht doch weder die Ontogenie der Protonephridien, noch jene der Nephridien für diese Ansicht, sondern, was die letzteren angeht, eher für das Gegenteil, d. h. dafür, daß sie sich vom Coelom aus entwickelt haben, während die ersteren zu ihm wohl überhaupt keine näheren Beziehungen haben.

1. Ungegliederte Würmer (Plathelminthes, Nemathelminthes).

Wie schon bei der Besprechung der Muskulatur (Bd. I, S. 406) mitgeteilt wurde, ist das Körperinnere der Plathelminthen zwischen Darm und Körperwand von einem mesenchymatischen Parenchym erfüllt; es ist also keine Leibeshöhle vorhanden, weshalb diese Würmer häufig als *Acoelomata* bezeichnet wurden. Wie sich dieser Zustand entwickelt hat, d. h. ob dieses Mesenchym ein Produkt reger Vermehrung des Mesenchyms (Ectomesoderms) eines Blastocoels ist, oder ob im Laufe der Entwicklung ein wahres Mesoderm auftritt (Entomesoderm), was auf die Rückbildung einer früher vorhanden gewesenen Coelomhöhle hindeuten könnte, ist noch zweifelhaft. Für die Polyclade *Planocera* ist bekannt, daß das Parenchym in der hinteren Körperregion durch Teilung der den beiden Urmesodermzellen der Coelomaten entsprechenden Zellen hervorgeht, welche sich zunächst zu Mesodermstreifen entwickeln, während das Parenchym der vorderen Region von Ectodermzellen herstammt, die in das Blastocoel eindringen. Es stimmt also hier die erste Anlage des hinteren Körperparenchyms mit der des echten Coeloms, wie sie sich z. B. bei den Anneliden findet, überein, und die obige Annahme wäre möglich. Auch ist nicht ohne Interesse, daß in gewissen Generationen typischer Plathelminthen eine innere Körperhöhle auftritt. Unter den Trematoden gilt dies für die *Redien-* und die *Sporocystengeneration,* unter den Cestoden für die *Cysticercuszustände.* Daß diese Höhle bei den Trematoden einer Leibeshöhle entspricht, beweisen die Redien, welche noch einen Darm besitzen. Es weist dies Vorkommen einer weiten Leibeshöhle wohl darauf hin, daß ihr Mangel bei den hermaphroditischen Generationen eine Rückbildung darstellt, sei es nun die einer primären oder sekundären Höhle oder beider.

Die Coelomverhältnisse der *Nemertinen* sind trotz wiederholter Untersuchungen nicht völlig geklärt. Ziemlich übereinstimmend wird angegeben, daß schon früh Urmesodermzellen erkennbar sind, die jedoch nicht zu Mesodermstreifen, sondern zu lockeren Zellhaufen heranwachsen, denen sich aus dem Entoderm hervorgehende Zellen hinzugesellen. Die Ansichten über einen zwischen diesen Zellen auftretenden Hohlraum sind geteilt. Früher wurde das Auftreten von Coelomräumen bei den Nemertinen ganz in Abrede gestellt, nach späteren entwicklungsgeschichtlichen Untersuchungen jedoch angegeben, daß vor allem ein Teil des Blutgefäßsystems, und zwar nach einer Ansicht speziell die Seitengefäße, als Reste eines ursprünglich weiter ausgedehnten, später von Parenchym erfüllten Körpercoeloms (ähnlich den Lacunen der Hirudineen) anzusehen seien.

Eine Stütze für diese Auffassung liefern neueste Befunde an *Procarinia,* deren Excretionsorgane in offener Verbindung mit den Seitengefäßen stehen (Fig 275).

Ähnliche frühere Befunde bei *Carinella* und *Carinoma* wurden später in Abrede gestellt, sind aber nun neuer Beachtung wert. Ferner münden bei *Cephalothrix*-Arten die Nephridien in geschlossene Bläschen, die als sekundär abgegliederte Teile der Seitengefäße aufgefaßt werden. Alle diese Befunde sprechen mit einer gewissen Wahrscheinlichkeit für die Coelomnatur der Seitengefäße. Eine endgültige Entscheidung bleibt weiteren entwicklungsgeschichtlichen Untersuchungen vorbehalten. Eingehender sind diese Verhältnisse bei den Excretionsorganen zu besprechen.

Die *Nemathelminthen* (*Rotatorien*, *Nematoden*, *Nematorhynchen* und *Acanthocephalen*) besitzen stets eine von Flüssigkeit erfüllte, meist ziemlich weite Leibeshöhle, in der gewöhnlich keine freien zelligen Elemente vorkommen. Eine Ausnahme bilden die *Kinorhynchen* und die *Rotatorien*, bei denen sich, wenn auch in geringer Zahl, amöboide Zellen finden. Ein sie auskleidendes Epithel (*Peritonealepithel*), sowie Mesenterien, die den Darm an der Körperwand befestigen, fehlen, was darauf hindeutet, daß sie nicht als Coelom aufzufassen ist. Es findet sich bei den Nematoden, so besonders *Ascaris*,

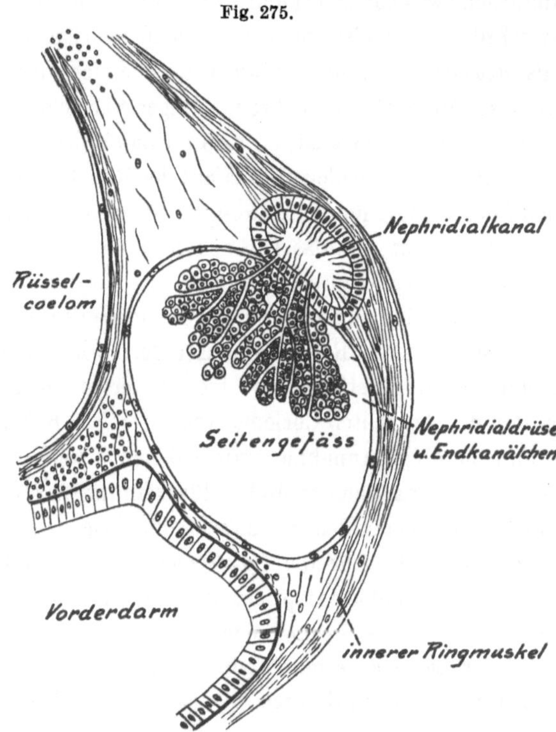

Teil eines Querschnitts durch Procarinia remanei. Offne Verbindung des Nephridialkanals mit dem Seitengefäß (nach unveröffentlichter Zeichnung von NAWITZKY). v. Bu.

doch auch anderen, ein (bei *Ascaris* als *Isolationsgewebe* bezeichnetes) aus zarten, verästelten Lamellen bestehendes Gewebe, das sich zwischen Darm und Körperwand ausbreitet und namentlich die Markbeutel der Muskeln umspinnt. Es enthält einige Hohlräume, welche jedoch intracellulär sind, also keinen Leibeshöhlenraum darstellen; einige Zellkerne sind ihm eingelagert. Zwei horizontale bis schief aufsteigende, an Mesenterien erinnernde Membranen aus entsprechendem Gewebe wurden bei *Eustrongylus* und auch bei *Trichiuriden* beschrieben, zu denen sich längs des Mitteldarms noch vier Muskelbänder, die Transversalmuskeln, gesellen (s. Fig. 276).

Auch die Leibeshöhle der *Gordiiden*, deren systematische Stellung noch sehr umstritten ist, wird von einem *parenchymatischen Gewebe* erfüllt, welches von in das Blastocoel der Larve einwandernden Mesenchymzellen herstammt, welche die Leibeshöhle zunächst fast völlig erfüllen. Durch Rückbildung von Zellen treten in der Region der Geschlechtsorgane in diesem Gewebe ansehnliche Höhlen auf, so vor allem zwei laterale, in welchen bei den Weibchen die Ovarien liegen (*Ovarialsinus*), ferner eine kleinere centrale, die den Mitteldarm umschließt (*Darmsinus* oder *Intestinalsinus*, siehe Fig. 277), und eine kleine dorsale (*Rückenkanal* oder *Dorsalsinus*). Diese vier Höhlen werden durch zwei mesenterienartige Längsscheidewände, die sich streckenweise auch zu einer Art Medianseptum vereinigen, gesondert und erinnern etwas an die beiden Aufhängebänder des *Eustrongylus*-Darms, doch sind sie ebensowenig wie jene als Mesenterien zu bezeichnen, sondern bestehen aus dem erwähnten Parenchymgewebe.

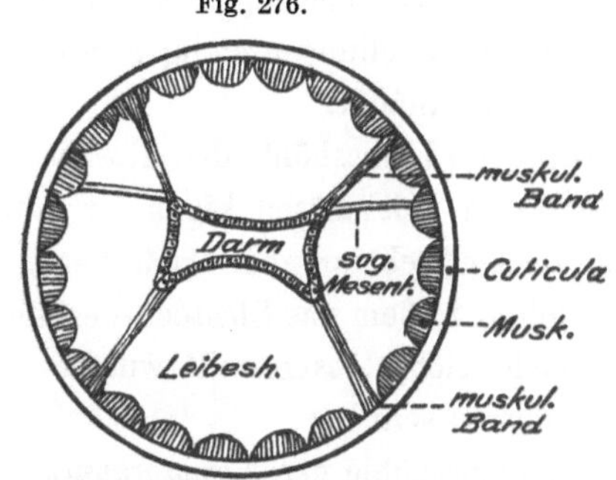

Fig. 276.

Eustrongylus gigas. Querschnitt aus der mittleren Körperregion. Geschlechtsorgane weggelassen (nach LEUCKART 1876).
C. H.

Zellen der Leibeshöhle der Nematoden, die in mancher Hinsicht an das Parenchymgewebe der Gordiiden erinnern, sind die „*Fettzellen*“, die bei gewissen freilebenden Formen (z. B. *Enoplus, Oncholaimus* u. a.) den Darm netzförmig umspinnen und sich bei *Mermis* auch submedian an der Körperwand finden.

Ferner sind den parasitischen Nematoden eigentümliche, zum Teil recht große Zellen zu erwähnen (*phagocytäre oder büschelförmige Zellen*), die der Körperwand anhängen, und sich phagocytär betätigen. Sie finden sich bei gewissen Formen (*Ascaris*) in geringer Zahl; 3 Paare sind bei *Sclerostomum* an den Seiten

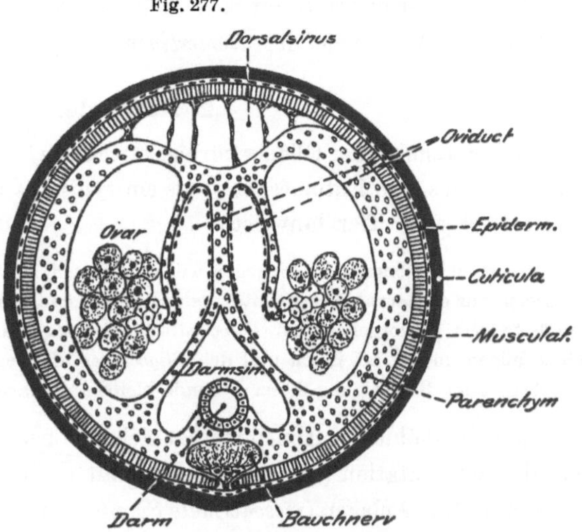

Fig. 277.

Gordius (♀). Querschnitt durch die hintere Körperregion, schematisch (nach VEJDOVSKY 1894 und RAUTHER 1905).
C. H.

linien hintereinander angeheftet. Wenn das Excretionsorgan (Seitengefäß) der einen Seite fehlt, fallen auch gewöhnlich die phagocytären Organe dieser Seite aus. Bei anderen Formen (so *Strongylus, Eustrongylus*) kann sich die Zahl dieser Zellen, die längs der Seitenlinien oder auch von ihnen abgerückt (bei *Eustron-*

gylus) namentlich an den „Mesenterien" liegen, erheblich vermehren. Gewissen *Ascaris*-Arten (z. B. *Ascaris decipiens*) kommt ein ansehnliches solches Organ zu, das aus einem syncytialen Netzwerk zahlreicher Zellen besteht.

Ein Hauptcharakter dieser phagocytären Zellen ist, daß sie von ihrer Oberfläche meist zahlreiche lange, verästelte Ausläufer entsenden, die oft mit knopfförmigen Anschwellungen endigen, was jedenfalls mit ihrer physiologischen Tätigkeit zusammenhängt.

Die weite Leibeshöhle der *Acanthocephalen* wird in ihrer Längsachse von dem bindegewebig muskulösen Ligament durchzogen. Sie wurde früher als Coelom angesprochen, scheint aber nach neuen embryologischen Untersuchungen durch Spaltbildung in dem das Blastocoel erfüllenden Mesenchym, dessen Ursprung allerdings nicht sicher festgestellt wurde — also ähnlich wie bei den Gordiiden — entstanden zu sein.

Die Leibeshöhle der *Nematorhynchen* ist bei den *Kinorhynchen* (*Echinoderen*) ein umfangreicher Hohlraum; die sie erfüllende Flüssigkeit enthält zahlreiche Amöbocyten; bei den *Gastrotrichen* ist sie von einem Parenchym erfüllt, dessen Herkunft — ebenso wie überhaupt die Entwicklung aller Nematorhynchen — unbekannt ist, weshalb sich auch über den Charakter der Leibeshöhle nichts Bestimmtes aussagen läßt.

Es ergibt sich also, daß bei den ungegliederten Würmern eine sekundäre Leibeshöhle bisher nirgends mit Sicherheit nachgewiesen werden konnte; höchstens vielleicht mit Ausnahme der *Nemertinen*.

2. Annelida.

Die Leibeshöhle der Gliederwürmer erweist sich, wie oben bemerkt, durch ihre Entstehung aus dem Entomesoblast als ein typisches Coelom, worauf auch ihr Bau beim erwachsenen Tier hinweist.

Eine neue Untersuchung hingegen will nachweisen, daß bei den daraufhin untersuchten *Polychäten* nur die larvalen Segmente aus dem Entomesoderm, die postlarvalen hingegen aus dem Ectoderm hervorgehen, nur *Polygordius*, *Arenicola* und *Aricia* sollen hiervon eine Ausnahme bilden, indem bei ihnen und den *Oligochäten* alle Segmente aus dem Entomesoderm entstehen. Eine Bestätigung dieser Befunde bleibt abzuwarten.

Die Leibeshöhle der Anneliden hat sich, wie bei anderen segmentierten Bilaterien, der Segmentation (*Metamerie*) angepaßt (s. Bd. I, S. 17ff.), indem für jedes Metamer 1 Paar Anlagen (*mesodermale Somiten*) entstehen; zuerst tritt jedoch eine solide paarige ventrale Anlage (*Mesodermstreifen*), von hinten nach vorn sich ausbreitend auf, und erst später gliedert sich jeder Mesodermstreifen, von oral nach caudal fortschreitend, in die metameren Somiten, worauf in jedem derselben eine centrale Höhle entsteht, die Anlage des Coelompaares jedes Metamers (*Ursegment*) (s. Fig. 278 *A*).

Echiurus sollte hiervon eine Ausnahme bilden, indem seine Mesodermstreifen als hohle Ausstülpungen aus dem hinteren Mitteldarm der Larve entstehen sollten. Dies hat sich als falsch erwiesen; ob jedoch die Entwicklung eine determinierte teloblastische ist wie bei den übrigen Anneliden, oder sekundären Charakter hat, konnte noch nicht klargestellt werden.

Die ursprünglich der Ventrallinie genäherten Ursegmente wachsen später namentlich dorsalwärts aus, indem sich ihre Höhlen zur rechten und linken Coelomhöhle erweitern (s. Fig. 278 *B* und *C*). Dabei legt sich ihre äußere Wand (*parietales* oder *somatisches Blatt, Somatopleura*) (Fig. 278 *C* und *D*) dem Ectoderm an, das innere (*viscerales* oder *splanchnisches* Blatt, *Splanchnopleura*) an das Entoderm des Darms, wogegen die beide Blätter jedes Somitenpaares dorsal und ventral

Fig. 278.

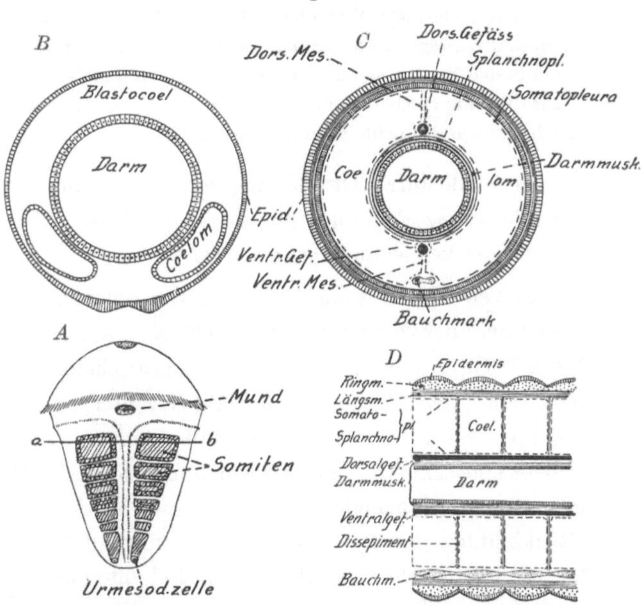

A—D. Schemata zur Ausbildung des Coeloms bei Anneliden. *A* Annelidenlarve von ventral, Linie *a—b.* Höhe des Querschnitts *B.* — *B* Querschnitt, Beginn der Coelombildung in den Somiten. — *C* Querschnitt, Umwachsung des Darms durch das Coelom und Bildung der Mesenterien. — *D* schematischer, nahezu medianer Längsschnitt auf gleichem Stadium wie *C.* (*A* nach HEIDER 1913, *B*, *C* und *D* Orig.)

C. H.

verbindenden Teile zusammenstoßend verwachsen und ein dorsales und ventrales Längsmesenterium des Darms bilden (Fig. 278 *C*). Indem in ähnlicher Weise die Vorder- und Hinterwand jedes Somitenpaares mit denen der benachbarten Paare verwachsen, entstehen die queren Mesenterien oder *Dissepimente* (Fig. 278 *D*), welche von der Körperwand zum Darm ziehen. Das Hervorgehen der Körpermuskulatur aus den Somitenwänden wurde schon früher (Bd. I, S. 409—411) geschildert. Aus der innersten Lage der Somitenwände geht das *Peritonealepithel* (Coelomepithel) hervor, das auch alle Organe überzieht, welche sich nachträglich in das Coelom einsenken.

Auf solche Weise wird daher das typische Coelom der Chätopoden gewöhnlich durch die Dissepimente in hintereinander gereihte, den einzelnen Metameren ent-

25*

sprechende Kammern gesondert (Fig. 278 *D*) und letztere ferner durch die Darm-mesenterien ursprünglich je in eine rechte und linke Hälfte (Fig. 278 *C*).

Es ist sicher, daß das erste typische Somitenpaar der Anneliden stets direkt hinter dem Mund liegt. Die Deutung des vor den Mund vorspringenden Kopf-zapfens (*Prostomiums*) bereitet daher besondere Schwierigkeiten, auf welche schon Bd. I, S. 19 hingewiesen wurde.

Eine Einigung über die Auffassung der Höhle des Prostomiums wurde bis jetzt nicht er-zielt. Sie wurde teils als Blastocoel, teils als eigentliches Coelom, das durch nachträgliche Aus-dehnung der Höhlen des ersten Somitenpaares in das Prostomium entstehe, angesehen, teils als eine Art Spaltraum, hervorgegangen durch Ablösung der Cerebralganglien von ihrer ecto-dermalen Anlage (Scheitelplatte), oder, wie schon oben (Bd. I, S. 19) erörtert wurde, möglicher-weise durch Reduktion eines ursprünglich vorhandenen vordersten Somitenpaares und dessen Verschmelzung mit dem larvalen Blastocoel entstanden. Wir können auf diese Kontroversen nicht näher eingehen. Ihre Lösung erscheint um so schwieriger, als Rückbildung der Mesen-terien und besonders auch der Dissepimente häufig vorkommt.

Daß sich das Coelom in alle durch Ausstülpung der Körperwände entstehenden Organe, so namentlich die *Parapodien* und ihre Anhänge (*Cirren*, *Elytren*, *Kiemen* und andere) fortsetzt, bedarf keiner ausführlichen Darlegung.

Das dorsale und das ventrale Längsmesenterium, von welchen das erstere das dorsale Blutgefäß, das letztere das ventrale Gefäß umschließt und sich auf das Bauch-mark fortsetzt (s. Fig. 278 *C*), zeigen häufig Rückbildungserscheinungen. Bei den Oligochäten (besonders den *Limicolen*) ist das dorsale Mesenterium meist teilweise bis völlig rückgebildet; das ventrale, welches gleichfalls nicht selten unvollständig ist, wurde gelegentlich als eine sekundäre Falte des splanchnischen Blattes gedeutet, das dem ursprünglichen Mesenterium nicht entspreche. Auch bei den *Polychäten* tritt zuweilen teilweise Rückbildung des dorsalen und des ventralen Mesenteriums auf oder doch ihre Auflösung in einzelne Muskelfäden ein. Bei vereinzelten *Polychäten*, deren Darmkanal stark schlingenförmig gewunden ist (s. S. 87 und Fig. 42 *H* S. 83), dürfte die Rückbildung der Mesenterien noch weiter gegangen sein, ähnlich wie bei den *Echiuriden* (Gephyreen), deren dorsales Mesenterium sich noch vollständiger (*Thalassema*) oder nur in der Oesophagusregion erhalten hat, während das ventrale nur in letzterer Region vollständig besteht, im übrigen Körper hingegen den Darm nicht mehr erreicht, sondern sich als niedrige Membran längs des Bauchmarks er-hebt. Einzelne Aufhängebänder des Darms, die das Coelom der *Echiuriden* durch-ziehen können, dürften vielleicht als Reste der Mesenterien aufzufassen sein. Die *Mesenterien der Sipunculiden* scheinen ganz rückgebildet zu sein.

Die *Dissepimente* sind, wie schon früher angegeben (s. Bd. I, S. 409—410), meist stark muskulöse Scheidewände. Ihre Muskelfasern verlaufen in recht verschiedener Richtung, teils schief, radiär, sogar transversal und in der Umgebung des Darms häufig annähernd circulär, so daß sie zuweilen an den Darmeinschnürungen förm-liche Sphinkteren bilden. Wohl nie sind die Dissepimente ganz ohne Durch-brechungen, welche vielfach als ziemlich ansehnlich festgestellt wurden (s. Fig. 279 *A*).

In anderen Fällen läßt sich das Vorhandensein solcher Durchbrechungen daraus erschließen, daß die Coelomflüssigkeit die Septen durchströmen kann.

Weitgehende Reduktion der Dissepimente gewisser Körperregionen findet sich nicht selten. So gilt dies häufig für die vordersten Segmente der Oligochäten und mancher Polychäten; ja die Reduktion kann sich bei gewissen Formen auf den ganzen Körper ausdehnen, so unter den Oligochäten bei *Aeolosoma,* unter den Polychäten bei *Ephesia* (Familie *Sphaerodorididae*), bei der abweichenden, den Gephyreen sich nähernden Gattung *Sternaspis,* sowie bei den *Histriobdelliden,* bei *Dinophilus* und anderen Archianneliden und vermutlich noch bei anderen Formen. Auch einigen *aberranten Enchyträiden* sollen die Dissepimente (höchstens bis auf das erste) vollständig fehlen und bei *Tomopteris* und *Arenicola* bleiben nur die drei vordersten erhalten. Temporäre Rückbildung der Dissepimente tritt bei *Clistomastus* (Capitellide) bei der Geschlechtsreife ein. Den *Echiuriden* und *Sipunculiden* fehlen die Dissepimente vollständig; sie werden auch ontogenetisch hier nicht mehr angelegt. Die solide Mesodermanlage spaltet sich vielmehr nach neueren Untersuchungen an *Echiurus* gleich in eine einheitliche Höhle; ganz schwache Andeutungen von Scheidewänden konnten nicht mit Sicherheit als normale Bildungen angesprochen werden. Durch teilweises Schwinden der Splanchnopleura tritt das Coelom hier mit dem Blastocoel in

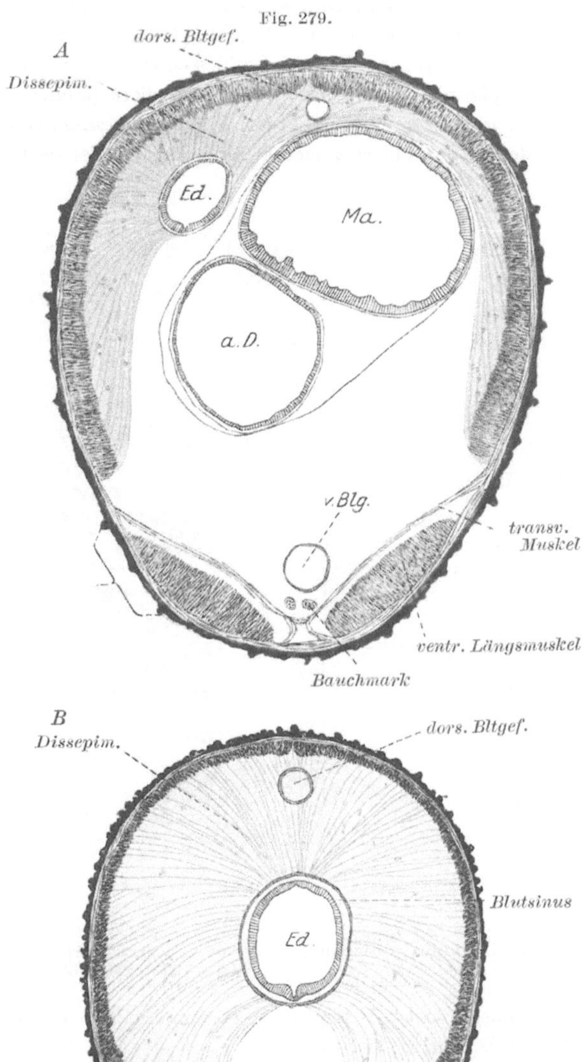

Querschnitte durch **Stylarioides plumosus.** *A* Magenregion, *B* Abdomen (aus SCHLIEPER 1927).

Verbindung, welches den Hohlraum des Kopflappens bildet. *Reduktion der Dissepimente* in der vorderen Körperregion tritt häufig bei im Sande grabenden oder Röhren bauenden

Polychäten, doch auch gelegentlich bei *Oligochäten* und *Archianneliden* auf und steht in
Beziehung zur Einstülpung des Rüssels oder vorderen Körperendes und der Bohrtätigkeit.

So bildet sich ein vorderer Coelomraum ohne Dissepimente und Mesenterien (*vorderer
Thoraxraum der Terebelliden* und Verwandten, der *Arenicoliden, Opheliiden* u. a.), der hinten
durch ein Dissepiment oder Diaphragma (*Terebelliden*) oder einige (*Arenicoliden* und *Opheliiden*) von der folgenden Höhle abgeschlossen wird. Auch in den folgenden Metameren können
die Dissepimente fehlen oder stark verkümmern (*hinterer Thoraxraum*) und erst die dritte
längere oder kürzere Region (*Abdomen*, spez. *Terebelliden*) besitzt regelmäßige Dissepimente.
Auch der zu den Chlorhämiden gehörige *Stylarioides* zeigt ähnliches; bei ihm beginnen die

Fig. 280.

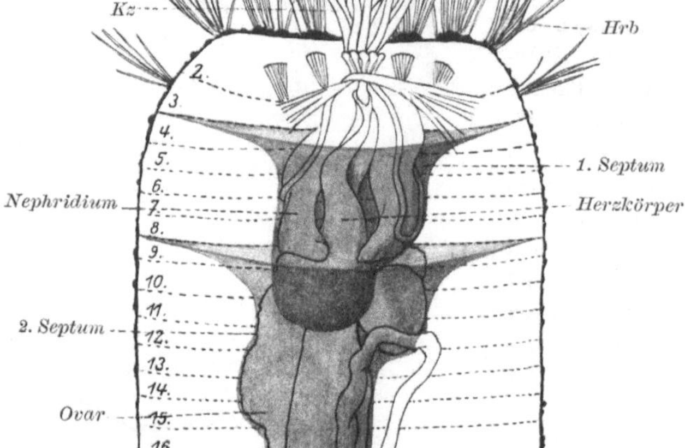

Stylarioides plumosus, die beiden großen sackförmigen Dissepimente (Septen) 3 u. 8
(aus SCHLIEPER 1927).

normal ausgebildeten Dissepimente erst im 22. Segment. Auch diese zeigen jedoch ein ventrales ovales Fenster (Fig. 279 *B*).

Wie gesagt, wird diese Reduktion der Dissepimente neben anderem mit den Bohrbewe-
gungen in Zusammenhang gebracht, ebenso auch ihr völliges Schwinden bei den *Gephyreen*
ähnlich zu deuten versucht. Genauere Forschungen werden jedenfalls bei den *Polychäten*
noch weitere solcher Reduktionen ergeben. — Interessant erscheint, daß sich das oben erwähnte
Diaphragma der *Terebelliden*, ferner eines der *Arenicoliden*, sowie zwei bei den den Terebelliden nahestehenden *Chlorhämiden* (Stylarioides) in ein bis zwei Paar lange Säcke oder auch
ein bis zwei unpaare Säcke nach hinten auswachsen kann (s. Fig. 280), während bei gewissen
Cirratuliden ähnliche Anhänge an vielen Dissepimenten auftreten. Diese muskulösen Säcke
wirken zum Teil durch ihre Kontraktionen bei der Funktion der Kiemen mit, doch zum Teil
auch bei der Rüsselausstülpung. Solche hohlen und soliden hinteren Anhänge an den Dissepimenten scheinen bei einzelnen Oligochäten (z. B. *Acanthodrilus*) verbreiteter.

Die Coelomräume der Polychäten werden durch schiefe Muskeln (Transversalmuskeln, Fig. 281) mehr oder weniger scharf in drei Räume geteilt: einen mittleren,
welcher den Darm enthält (*Darmkammer*) und zwei laterale, die häufig als *Nieren-*

Fig. 281.

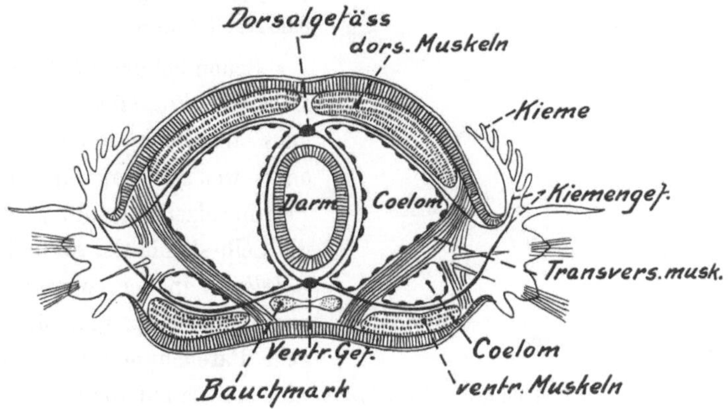

Schematischer Querschnitt durch einen Anneliden zur Demonstration der Coelomräume
(nach HEIDER 1913).　　　　　　　　　　　　　　　　　　　C. H.

kammern bezeichnet werden, da die Nephridien in ihnen liegen. Gelegentlich kann
die das Bauchmark enthaltende Region von der Darmkammer durch ein horizontales Septum abgetrennt sein. Auch bei den Oligochäten bilden sich zuweilen
abgesonderte Coelomräume: so um das
Dorsal- oder Ventralgefäß (perihämale
Räume) oder um die Borstentaschen-
paare jeder Seite (*Libyodrilus*). Auch
die coelomatischen Samensäcke und
Testikelblasen vieler *Neoligochäten*, sowie die Ovarialsäcke und Samentaschen
gewisser *Eudriliden* (s. Fig. 282) sind
solche abgesonderte Räume, auf die bei
den Geschlechtsorganen näher einzugehen sein wird. In einer großen Zahl
von mittleren Segmenten (22—40) liegen
bei der zu den Megascoleciden gehörenden Gattung *Pheretima* je zwei sand-
uhrförmige quere Coelomtaschen seitlich
vom Bauchmark, die jedoch medial und lateral weit gegen das *Coelom* geöffnet
sind (Fig. 283).

Fig. 282.

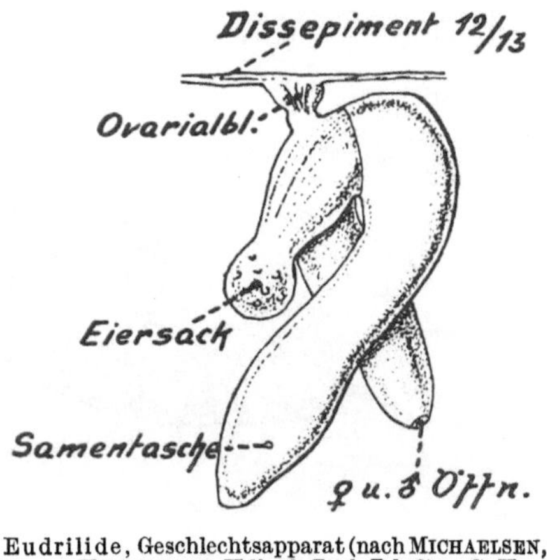

Eudrilide, Geschlechtsapparat (nach MICHAELSEN,
KÜKENTHAL, Hdb. d. Zool. Bd. 2).　　C. H.

Coelomfortsätze können sich auch in die Muskulatur der Körperwand, sogar bis nach
außen von ihr, erstrecken. Dergleichen wurde bei manchen *Oligochäten* beobachtet, weshalb
man hier von Lymphgefäßen gesprochen hat; ähnlich auch bei *Arenicola*. Besonders eigentümlich erscheint jedoch ein solches System von Coelomfortsätzen bei den *Sipunculiden*, wo sie,

zwischen den sich kreuzenden Längs- und Ringmuskelbündeln eindringend, sich im Corium, ja bis dicht unter die Epidermis verbreiten und entweder in verschiedener Weise verästelt enden oder sich zu Längskanälen (*Integumentalkanälen*) vereinigen, die die Körperwand (ausgenommen den Rüsselabschnitt, bei *Siphonostoma* auch diesen) durchziehen. Wahrscheinlich funktionieren diese Kanäle respiratorisch.

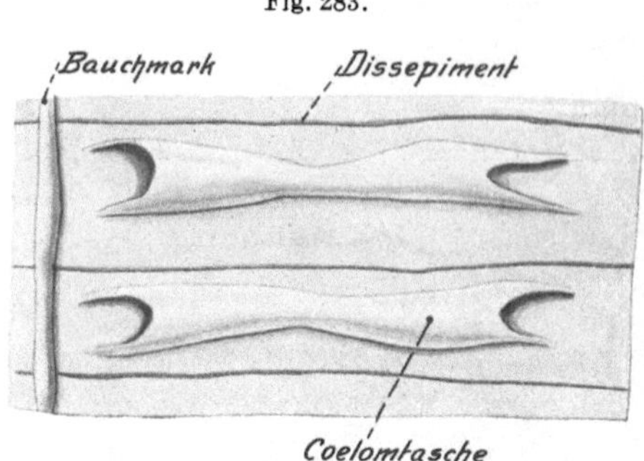

Fig. 283.

Pheretima posthuma, linke Seite der ventralen Körperwand mit Coelomtaschen (nach BEDDARD u. FEDARB 1902).   C. H.

Schon bei den *Chätopoden* kann sich eine *Reduktion des Gesamtcoeloms* anbahnen, indem dies mehr oder weniger von einwandernden Peritonealzellen erfüllt wird. So ist die Leibeshöhle der *Serpuliden* und *Sabelliden* in der vorderen Körperregion fast ganz von bindegewebigem Parenchym erfüllt. Bei dem eigentümlichen, ectoparasitischen *Myzostoma* wird sie bis auf die Gonadenhöhlen völlig von retikulärem Bindegewebe durchzogen. Auch die Archianneliden *Protodrilus*, *Dinophilus* und *Histriobdella* zeigen Wucherungen des Peritonealepithels,

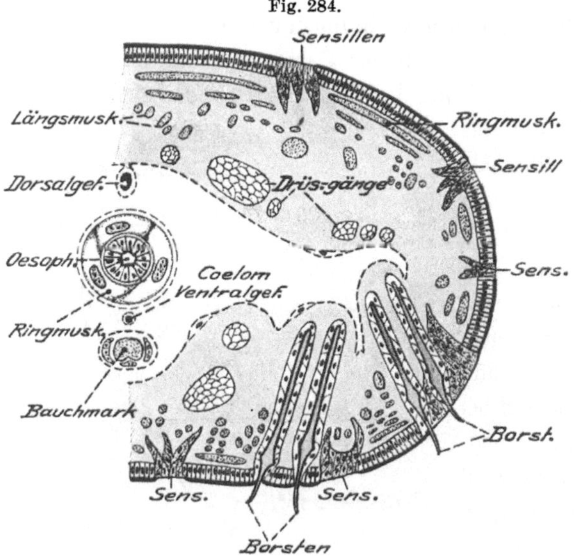

Fig. 284.

Acanthobdella peledina, Hälfte eines Querschnitts durch das 5. Segment. Zur Demonstration des Coeloms (nach LIVANOW 1905). C. H.

die stellenweise das Coelom stark verengen, und ähnliches scheint sich bei gewissen Oligochäten (*Limnodrilus*) zu finden. Für *Saccocirrus* wurde jüngst mitgeteilt, daß entgegen früheren Ergebnissen das Coelom in seiner ursprünglichen Ausdehnung als ein von Peritonealepithel ausgekleideter, von Mesenterien in zwei Hälften geteilter Raum erhalten bleibt, deren jeder vom dritten Segment an, ebenso wie bei Anneliden, durch eine schräge Wand in eine innere dorsale und eine äußere ventrale Kammer geschieden wird. Besonders bemerkenswert sind jedoch die Verhältnisse der Gattung *Acanthobdella*, welche zu denen der Hirudineen (denen sie früher zugerechnet wurde), überleitet. Sie besitzt zwar noch eine ziemlich wohl entwickelte Coelomhöhle, die den Darm auf großen Körperstrecken allseitig umschließt, sowie das Dorsal- und Ventral-

gefäß, das Bauchmark und in der mittleren Körperregion die Ovarien enthält
(s. Fig. 284); Mesenterien fehlen jedoch vollständig, während die Dissepimente gut
entwickelt, wenn auch relativ dick sind. Stellenweise kann aber das Coelom durch
die stärkere Entwicklung des sich an den Hautmuskelschlauch anschließenden
Mesenchyms (*Parenchyms*) schon stark eingeengt sein. Dadurch erscheint es in
einen dorsalen und ventralen Raum (*Lacunen*) getrennt, indem die beide ursprünglich verbindenden lateralen Coelomteile obliterieren. Die in den verschiedenen Körperregionen recht verschiedene Ausbildung des Coeloms der Acanthobdelliden kann
im einzelnen nicht geschildert werden.

Die Leibeshöhle der *Hirudineen* bildet sich ontogenetisch ebenso wie die der
Anneliden. Dadurch, daß die Dissepimente dorsal und ventral schwinden und die
Coelomwände sich seitlich stark verdicken, entsteht aus ihnen das Körperparen-
chym, welches das Coelom so stark einengt, daß aus dessen Resten ein in sich

Fig. 285.

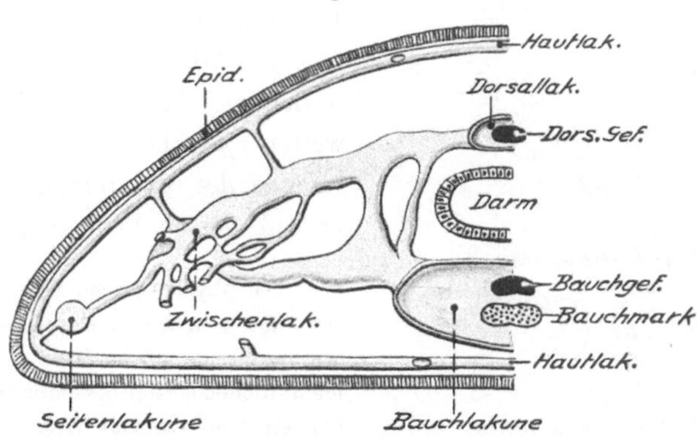

Glossiphonia, Schema eines Querschnitts der mittleren Körperregion, zur Demonstration des
Lacunensystems in seiner Beziehung zum Blutgefäßsystem (nach OKA 1894).   C. H.

geschlossener, gefäßartiger Apparat hervorgeht, der auch physiologisch die Rolle
eines solchen übernimmt (Lacunen- oder Sinussystem). Dieses *Lacunensystem*
(s. Fig. 285) besteht aus einem Rest über dem Darm (*Dorsallacune*) und einem
ebensolchen unter ihm (*Bauch-* oder *Ventrallacune*), sowie zwei ansehnlichen *Seiten-
oder Laterallacunen*, endlich zahlreichen gefäßartigen Verbindungen dieser Lacunen,
welche sich bis in die Haut verbreiten (*Hautlacunen*). Wir fanden ähnliche Ausbrei-
tungen des Coeloms schon bei den *Chätopoden* und *Gephyreen*. Dies *Coelomgefäß-
system der Hirudineen* soll erst beim Blutgefäßapparat genauer geschildert
werden.

Schon bei der Beschreibung des Chätopodendarms wurde auf die häufige Entwicklung des splanchnischen Coelothels zu den eigentümlichen *Chloragogen-* (auch
Chloragog-)*zellen* hingewiesen (s. Fig. 41 *E*, S. 80), eine Erscheinung, die vor allem
bei den *Oligochäten* verbreitet ist, jedoch auch bei *Polychäten*. Die *Botryoidzellen*
von *Herpobdella* (*Nephelis*) *atomaria* und *Hirudo*, welche dem Mesoderm entstammen und den Gefäßwänden außen anliegen, gehören gleichfalls hierher. Sie

werden ebenso wie das Chloragogengewebe wegen ihrer innigen Beziehung zu den Blutgefäßen bei diesen näher zu besprechen sein.

Wie wir später genauer sehen werden, steht die Coelomhöhle der Chätopoden und Gephyreen gewöhnlich durch die Nephridien, gelegentlich auch durch die Geschlechtsausführgänge mit der Außenwelt in Verbindung. Mit der Rückbildung des Coeloms fehlt den Hirudineen Derartiges meist völlig. Die Oligochäten besitzen aber außer den Nephridien häufig noch besondere porenartige Coelomöffnungen. Bei den terrestrischen *Enchyträiden* findet sich nämlich meist in der dorsalen Mittellinie vieler Segmente, ausgenommen eine Anzahl der vordersten, je ein feiner Porus, der nahe der vorderen Segmentgrenze liegt (*Fridericia*, Fig. 286 *B* und *Hepatogaster*). Anderen, z. T. amphibisch lebenden, fehlen solche Rücken- oder Dorsalporen meistens; dagegen besitzen sie wohl fast allgemein einen Porus am Prostomium (*Mesenchytraeus*, Fig. 286 *A*). Dieser liegt recht verschieden, so entweder an dessen Spitze oder dorsal weiter nach hinten bis nahe am Hinterende des Prostomiums; seltener ist er auf dessen Ventralseite verschoben.

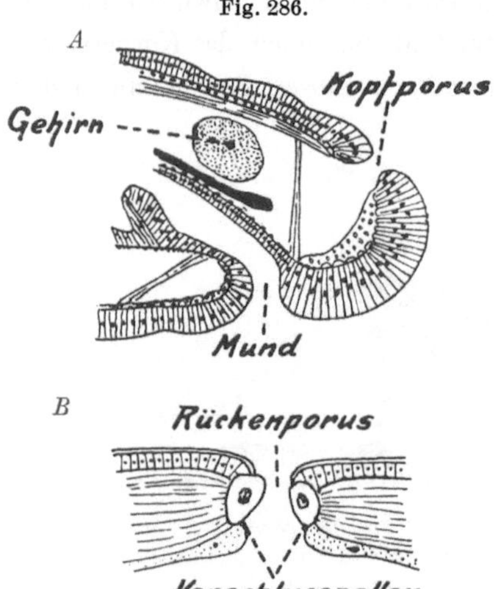

Fig. 286.

A Medianer Sagittalschnitt durch das Kopfende von Mesenchytraeus beumeri mit Kopfporus. — *B* Sagittalschnitt durch die dorsale Leibeswand von Fridericia hegemon mit Rückenporus (nach MICHAELSEN, KÜKENTHAL, Hdb. d. Zool. Bd. 2).   C. H.

Die physiologische Bedeutung dieser Poren, aus welchen Coelomflüssigkeit entleert werden kann, scheint wenig aufgeklärt; vielleicht dienen sie hauptsächlich als Auslaßporen bei starken Kontraktionen, bei den Erdwürmern möglicherweise auch zur Befeuchtung der Oberfläche.

Die gewöhnlich farblose *Coelomflüssigkeit* enthält wohl stets freie Zellen (*Amöbocyten, Leukocyten*), die Pseudopodien zu entwickeln vermögen und sich phagocytär betätigen. Diese Zellen vereinigen sich nicht selten zu Gruppen. Neben ihnen können auch rundliche körnchenreiche, zuweilen gelblichbraun pigmentierte Zellen (*Sipunculus*) auftreten, auch ovale (*Enchyträiden*) oder solche, die stäbchenförmige bis fadenartige Einschlüsse bilden (so z. B. *Ophelia*). Interessant erscheint, daß bei gewissen Polychäten, welchen das Blutgefäßsystem fehlt (so *Glyceriden, Capitelliden* und ebenso den *Sipunculiden*), scheibenförmige, von Hämoglobin rotgefärbte Zellen vorkommen, deren Funktion jedenfalls jener der Erythrocyten der Wirbeltiere entspricht. — Die Menge der Zellen in der Coelomflüssigkeit kann manchmal so groß werden (bes. gewisse Oligochäten, Tentakelcoelom der Sipunculiden), daß die Flüssigkeit rahmartig erscheint. Daß die Zellen sich im allgemeinen von der Wand der Leibeshöhle loslösen, scheint sicher; auf Einzelheiten über die Orte, wo dies besonders geschieht, kann jedoch nicht näher eingegangen werden. Auch zeigt die Coelomwand vielfach *Bewimperung*, die in einer für jede Art charakteristischen Weise angeordnet ist. Unter den Polychäten sind die Wimpern bei *Tomopteris* in Querreihen an der dorsalen und ventralen Leibeshöhlenwand angeordnet und auch in der Cirren- und Parapodienwand vorhanden. Bei *Aphrodite aculeata* ist besonders die äußere Pharynxwand bewimpert; die Wimpern sind hier zu Büscheln vereint, die den Kernen aufsitzen; ähnliches findet sich bei *Sipunculus* und *Phascolosoma* (s. Fig. 287); ferner finden sich in dieser Gruppe, jedoch ausschließlich auf dem Mesenterium der Darmspirale, schwach bis hufeisenförmig gekrümmte solche Wimperbüschel — die *sessilen Urnen* — so genannt, weil sie als Entwicklungsstadien der ihnen sehr ähnlichen, meist in der Leibeshöhlenflüssigkeit *flottierenden Urnen* anzusehen sind, die jedoch *Phascolosoma* fehlen. Bei *Sipunculus* sind solche Urnen (s. Fig. 288) schon länger bekannt, wurden aber lange Zeit für parasitische Infusorien gehalten, bis es gelang, ihre Entstehung genau zu verfolgen, wobei sich ergab, daß sie als eine Art Knospen aus dem Peritoneum hervorwachsen, die entweder als gestielte, becherartig gestaltete Körper dauernd festgeheftet bleiben oder sich später ablösen und dann durch Abrundung die typisch urnenartige Form annehmen. Es sind mehrzellige Gebilde, die aus einer dünnen plasmatischen Wand mit Kernen und einem wasserreichen, kernlosen Inhalt bestehen, der aus der Grundsubstanz des Bindegewebes des Peritoneums hervorgeht, während die Wand aus Coelothelzellen entsteht. Das freie Ende der Urnen ist scheibenartig abgeplattet und der Rand der Scheibe von Wimpern umsäumt, mittels deren die Bewegung geschieht. Die Bedeutung dieser eigentümlichen Organe, die ähnlich bei gewissen Holothurien (s. Fig. 347 S. 451) wiederkehren, wird wohl mit Recht hauptsächlich darin gesucht, daß sie Fremdkörper oder abgestorbene Zellen der Coelomflüssigkeit aufnehmen und unschädlich machen. Bei Besprechung des Gefäßsystems wird nochmals auf sie zurückzukommen sein.

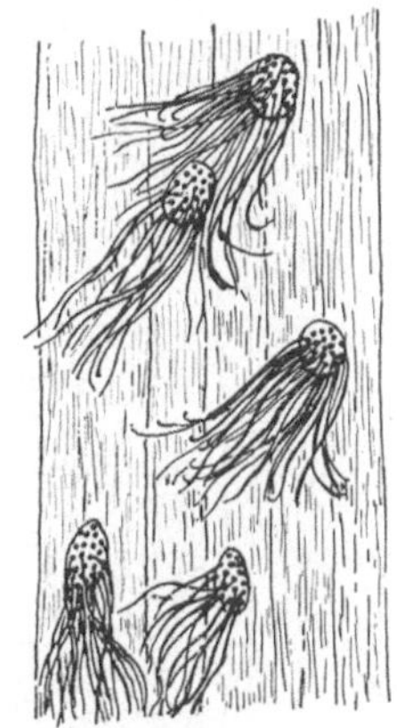

Fig. 287.

Coelomwimperbüschel von der Leibeswand von Phascolosoma (nach A. MEYER 1929). C. H.

3. Oligomera.

Wie schon in der Charakteristik dieser Gruppe (Bd. I, S. 40) hervorgehoben wurde, erscheint ihre Coelombildung, soweit sie eindeutig bekannt ist, besonders interessant, indem die Körperhöhle von drei hintereinander gereihten, durch Quersepten gesonderten Räumen gebildet wird, deren Zahl bei einzelnen Gruppen, wohl durch Reduktion, auf zwei herabsinken kann. Es wurde schon betont, daß die Entstehung des Mesoderms durch Divertikelbildung des Urdarms in dieser Gruppe sehr verbreitet ist, obgleich sich auch Übergänge zur Bildung durch Wucherung und Ablösung vom Entoderm mit nachträglicher Aushöhlung

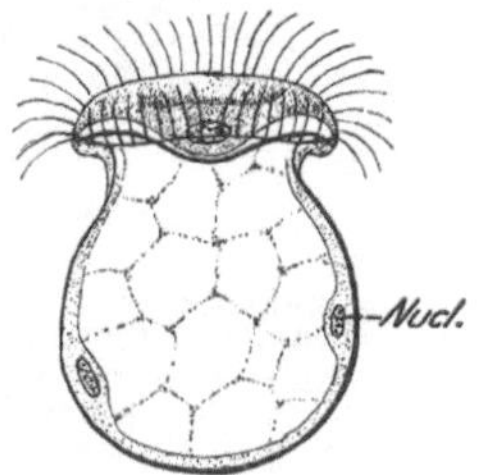

Fig. 288.

Urne aus der Coelomhöhle von Sipunculus nudus (nach SALENSKY 1908). C. H.

finden, so besonders bei den *Enteropneusten* und *Brachiopoden*, vielleicht auch *Phoronis*; doch scheinen diese Abweichungen zu beweisen, daß die Entstehung aus Divertikeln die primitive ist.

Das ursprünglichste Coelom finden wir bei den *Chätognathen*. Das durch typische Ausstülpung aus dem Urdarm entstehende Paar von Coelomdivertikeln umwächst den Darm und bildet ein dorsales und ventrales Längsmesenterium, die sich in der ganzen Ausdehnung des Mitteldarms (*Rumpfcoelom*) und durch die Schwanzflossen erstrecken (*Schwanzcoelom*). Von diesen beiden ursprünglichen Coelomsäcken scheint sich im Kopf und Schwanz durch Bildung zweier Quersepten (*Dissepimente*) je eine Coelompartie abzulösen, welche die Kopf- und Schwanzhöhle bilden. Erstere ist beim Erwachsenen einheitlich und hinsichtlich ihrer Bedeutung als typische Coelomhöhle noch etwas zweifelhaft. Von Interesse für die Beurteilung der coelomatischen Natur der Leibeshöhle ist, daß die beiden hinteren Höhlenpaare mit Cilien ausgekleidet sind.

Wir schließen hier gleich die Besprechung der *Brachiopoden* an, deren Coelomhöhle bei gewissen Formen (so *Argiope, Terebratulina*) ebenfalls aus einem Paar divertikelartiger Ausstülpungen des Urdarms entsteht, jedoch auch aus entsprechenden soliden Mesodermanlagen hervorgehen kann (*Thecidium, Lingula*). Das ausgebildete Coelom wird häufig durch die eingelagerten Eingeweide (Darm, Muskeln, Gonaden) so erfüllt, daß es stark eingeengt erscheint. Es ist stets von niederem, wimperndem Epithel ausgekleidet, welches Strömungen in der Coelomflüssigkeit hervorrufen kann. Leistenförmige Hervorwölbungen an der Wand der verschiedenen Leibeshöhlenräume sollen eine gewisse Trennung der in einander entgegengesetzten Richtungen strömenden Flüssigkeit bewirken. Eine Annäherung an die Chätognathen wird in der Dreiteilung der Höhle durch zwei im allgemeinen quere Dissepimente gesehen: ein vorderes (*Gastroparietalband*), das etwas hinter der Einmündung der Leber vom Darm zur Körperwand zieht, und ein hinteres (*Ileoparietalband*), das in ähnlicher Weise weiter hinten vom Darm ausgeht (s. Figur 289). Dazu gesellen sich ein dorsales und ventrales medianes Längsmesenterium, welche den Darm tragen, aber manchmal stark rückgebildet sind (so *Discinisca* u. a.). Die beiden Dissepimente sind nie vollständig, sondern durchsetzen das Coelom als bandartige Bildungen, das *Gastroparietalband* im allgemeinen als ein doppeltes vom Darm zur lateralen Körperwand ziehendes Band, doch ist es zuweilen undeutlich (*Crania*). Das *Ileoparietalband* nimmt einen eigentümlichen Verlauf; es entspringt etwas hinter dem vorderen Band beiderseits am Anfang des Mitteldarms und zieht an diesem nach hinten, worauf es jederseits ein Querband zur lateralen Körperwand abgibt, in welchem die Trichter der beiden Nephridien auf-

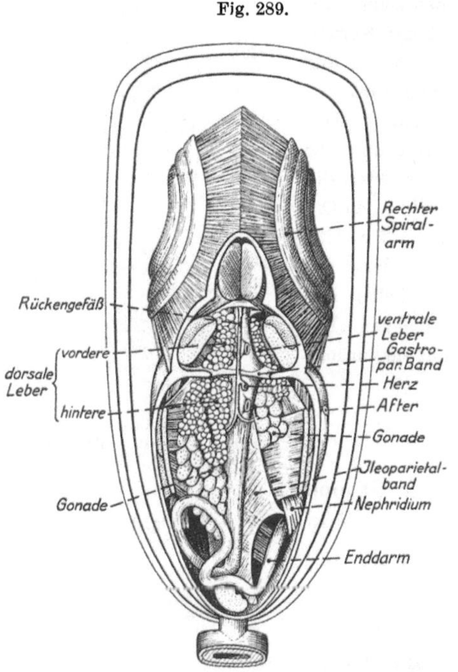

Lingula anatina (Ecardine) Dorsalansicht. Auf der Dorsalseite ist Mantel- und Körperwand abgetragen, auf der rechten Seite ist die vordere und hintere Leber entfernt. Blo.

gehängt sind, längs denen es auch ein Mesenterium bilden kann. Außerdem können sich die Ileoparietalbänder noch längs des Enddarms nach hinten erstrecken. Demnach ist ihr Verlauf kompliziert und nur teilweise ein querer, weshalb es auch gelegentlich als ein Längsmesenterienpaar gedeutet und mit den sogenannten *Lateralmesenterien* der später zu besprechenden *Phoroniden* verglichen wurde (s. S. 402). Diese letztere Annahme schließt jedoch ihre Beurteilung als Dissepimentreste aus, da die Lateralmesenterien der Phoroniden längs verlaufende Bildungen sind.

Die *Coelomhöhle der Brachiopoden* sendet in der Mundregion Fortsätze in die beiden Mantellappen, und zwar meist in jeden Lappen ein, seltener zwei Paare. Diese *Mantelsinus* ziehen gewöhnlich bis zum Rand der Mantellappen und verzweigen sich peripher mehr oder weniger reich. Auch die beiden *Sinus*, welche jeden *der Arme* in ganzer Länge durchziehen, und von welchen der kleine in jeden Armcirrus einen Zweig abgibt (s. Fig. 290), werden meist als Fortsätze des Coeloms gedeutet, obgleich sie gegen dieses fast stets abgeschlossen sind, abgesehen von *Lingula*, wo die kleinen Sinus mittels eines feinen Kanals mit der vordersten Coelomregion zusammenhängen. Die beiden kleinen Sinus beider Arme vereinigen sich an ihrem Ursprung ventral vom Mund zu einem Centralsinus; die großen endigen dagegen proximal gesondert in der Mundregion. Das Coelom der *Ecardinen* setzt sich als ein Kanal in den Stiel fort; dem Stiel der *Testicardinen* fehlt ein Coelomfortsatz.

Das *Coelom der Enteropneusten* und *Pterobranchier* zeigt die Dreiteilung recht deutlich. Gewisse Arten der ersteren lassen das Hervorgehen der Coelomhöhlen aus Urdarmdivertikeln sicher erkennen; wobei der vordere Coelomabschnitt (*Eichelcoelom*) als unpaare vordere Ausstülpung, die beiden hinteren (*Kragen-* und *Rumpfcoelom*) als zwei gesonderte Divertikelpaare (s. Fig. 291) entstehen; dieses Verhalten zeigen Formen, die sich direkt — ohne *Tornaria* — entwickeln, oder sie schnüren sich entweder von der vorderen unpaaren (*Dolichoglossus pusillus*) oder gemeinsam von der hinteren Urdarmregion ab (Fig. 292); auch ihr Entstehen als solide Zellproliferationen (*Tornaria von Neuengland*) oder durch Zusammentreten von

Fig. 290.

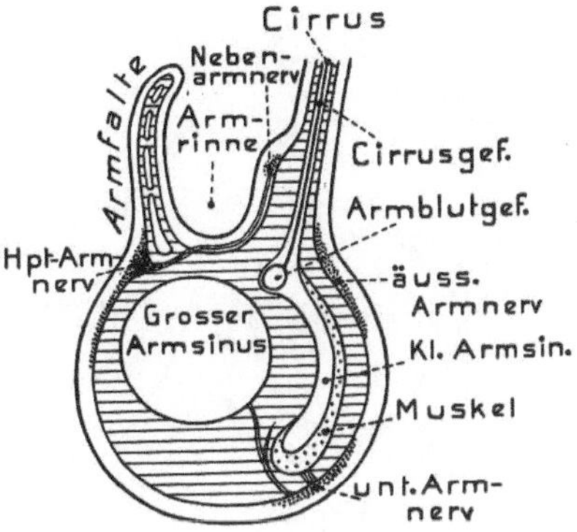

Querschnitt durch den Arm von Lingula (nach BLOCHMANN 1900).
O. B. u. v. Bu.

Fig. 291.

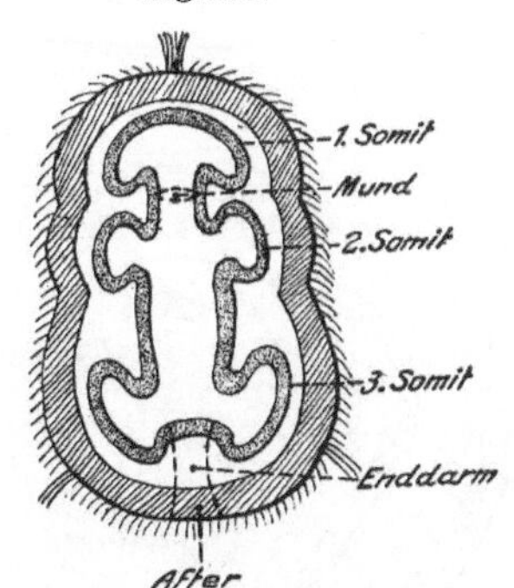

Balanoglossus Kowalewskyi, schematischer Horizontalschnitt zur Erläuterung der Coelombildung, Lage von Mund und After angedeutet (nach BATESON 1884—1886, etwas verändert).   C. H.

Mesenchymzellen (*Tornaria von den Bahamas*) wurde beobachtet. Die beiden zuletzt erwähnten Befunde werden von einigen Forschern bezweifelt, jedoch ohne Nachuntersuchungen, welche allein Sicherheit bringen können. Die *Ontogenie des Coeloms der Pterobranchier* ist zwar wenig bekannt, doch scheint das bisher Ermittelte eine wesentliche Übereinstimmung mit dem bei den Enteropneusten Festgestellten zu ergeben. Bei der freischwimmenden Larve werden fünf, ein unpaarer und zwei paarige Coelomsäcke beschrieben, deren enterocoele Entstehung sehr wahrscheinlich sein soll, und die den Körperhöhlen des erwachsenen Tieres entsprechen.

Das vordere Coelom der *Enteropneusten* durchzieht die *Eichel* (*Rüssel*) und ist, wie gesagt, ursprünglich unpaar. Frühzeitig entwickelt es einen dorsalen, kanalartigen Fortsatz (*Eichelpforte*), der dorsal und beim Erwachsenen am Hinterende der Eichel und zwar meist linksseitig nach außen durchbricht und den *Eichelporus* der Eichel aufgenommen werden soll. bildet, durch den Wasser zur Schwellung Bei einzelnen Enteropneusten wird dieser Porus, wie bei den Pterobranchiern, doppelt, was hauptsächlich zur Annahme führte, daß auch das Eichelcoelom ursprünglich paarig gewesen sei; doch ist dies mit der Ontogenie schwer vereinbar.

Die Paarigkeit des Eichelcoeloms wurde auch durch die Hypothese zu stützen versucht, daß die später beim Blutgefäßsystem zu besprechende *Pericardialblase* (*Herzblase*), deren Zugehörigkeit zum Eichelcoelom wohl sicher ist, die reduzierte rechte Höhle, das übrige vordere Coelom hingegen die linke Anlage darstelle.

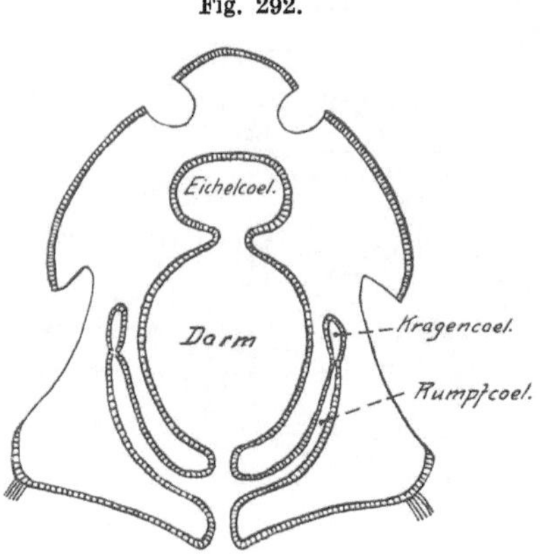

Fig. 292.

Schema der Coelombildung der **Tornaria** von **Balanoglossus clavigerus** (nach Figg. von STIASNY 1914). C. H.

Fig. 293.

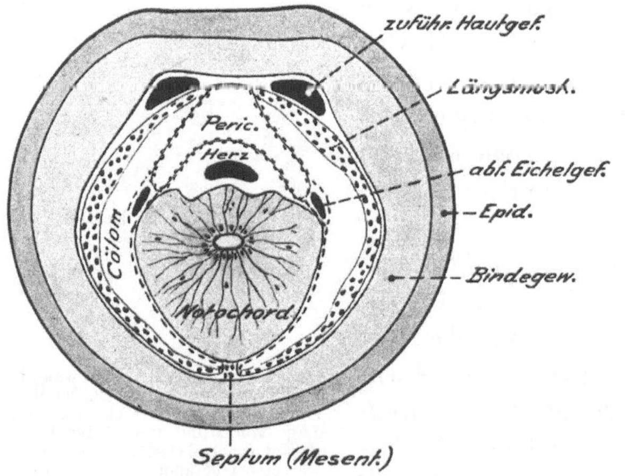

Ptychodera minuta (Enteropneuste). Querschnitt durch die Eichel, schematisch (nach SPENGEL 1893). C. H.

Wie schon früher (S. 101) hervorgehoben wurde, springt das *Notochord* (= *Eicheldarm*) der Enteropneusten als dorsales Divertikel der Mundhöhle weit in das *Eichelcoelom* vor (Fig. 53, S. 101). Über diesem Divertikel findet sich die Pericardialblase und zwischen beiden der centrale Blutraum, das „Herz“ (Fig. 293). Das Eindringen dieser Organe bewirkt, daß das ursprünglich einheitliche vordere Coelom in seinem mittleren Abschnitt in eine rechte und linke Höhle gesondert wird, die nur noch teilweise zusammenhängen, indem ein unvollständiges ventrales Mesenterium (Septum) zwischen dem Eicheldarm und der Ventralwand der Eichel und ebenso ein dorsales zwischen der Pericardialblase und der dorsalen Körperwand sich bilden. Im caudalen Teile tritt eine Sonderung in einen ventralen und dorsalen Abschnitt ein, dadurch daß die Eichelorgane mit den Seitenwänden Verbindung erlangen. Auf weitere Einzelheiten in der Bildung des Eichelcoeloms kann nicht eingegangen werden. Das Coelom des zweiten Segments — des Kragens — (*Kragencoelom, mittleres Coelom*) ist, wie hervorgehoben, von Anfang an paarig, was sich auch bei den Erwachsenen erhält, da ein dorsales Mesenterium meist vollständig erhalten bleibt, während das ventrale sich stark rückbildet, weshalb beide Höhlen namentlich ventral kommunizieren. Ebenso sind auch die beiden medianen *Mesenterien des Rumpfcoeloms* wohl nie ganz vollständig; besonders das dorsale, das individuelle Verschiedenheiten zeigt.

Charakteristisch erscheint, daß sich Fortsätze der Vorderregion des Rumpfcoeloms nach vorn in den Kragen erstrecken, einmal dorsal, rechts und links neben dem Dorsalmesenterium des Kragens, je ein röhriger Fortsatz (sogenannte *Perihämalräume*, fehlen nur *Protobalanus koehleri*) und ferner ein den Oesophagus (Pharynx) eng einhüllender Fortsatz (*Peripharyngealraum*), der zur Bildung der Ringmuskulatur dieses Darmabschnittes beiträgt; der Gattung *Ptychodera* kommt er stets zu, fehlt aber vielen anderen Gattungen. Wenn sich Genitalflügel finden (*Ptychodera* u. a.), so erstreckt sich das Rumpfcoelom auch in sie.

Diese Gattung zeigt noch das Besondere, daß sich in der vorderen Leberregion bis in die Kiemenregion hinein, neben dem Dorsalmesenterium jederseits ein sekundäres Längsseptum (*Lateralmesenterium*) entwickelt; dieses scheint so zu entstehen, daß in der Leberregion das Rumpfcoelom ein Paar nach vorn gerichteter röhriger Fortsätze oralwärts entsendet, die unter Verschmälerung blind enden; doch wird diese Ansicht auch bestritten.

Das *Kragencoelom* öffnet sich ähnlich dem Eichelcoelom durch ein Paar kurzer Kanäle (*Kragenpforten*) nach außen. Diese Kanälchen münden aber nicht direkt, sondern in die Mündungsregion der ersten Kiemenspalten. Dem Rumpfcoelom fehlen äußere Öffnungen. Durch die Eichelporen sollen die Excretionsprodukte nach außen befördert werden, was bei den Excretionsorganen näher zu besprechen sein wird; in jedem Falle dienen sie der Aufnahme und dem Ausstoßen von Wasser zum Zwecke der Fortbewegung. Die Leibeshöhlenflüssigkeit des Rumpfcoeloms enthält zahlreiche amöboide Lymphocyten, die aus dem Coelomepithel hervorgehen sollen.

Die Coelomverhältnisse der *Pterobranchier* stimmen mit jenen der Enteropneusten nahe überein, weshalb sie kurz behandelt werden können. Das unpaare *Kopfcoelom* (s. Fig. 294) erfüllt den *Kopfschild* (*Protosom*) und mündet auf dessen Dorsalseite an der Basis der Lophophorarme, durch zwei einander genäherte Poren aus. Das *Notochord* stülpt das Querseptum (Dissepiment) zwischen Kopf- und Rumpfcoelom nicht in das Kopfcoelom vor, sondern liegt ihm dicht an. Das *Halscoelom* der Mundregion bleibt kurz und ist paarig, wie sich aus dem erhaltenen Mesenterium (*Dorsalseptum*) ergibt; dorsal, an der hinteren Armbasis, mündet es durch zwei dicht benachbarte Poren aus. Im Gegensatz zum Kopf- und Rumpfcoelom wird es von hohem Epithel ausgekleidet. Das Rumpfcoelom ist durch die starke Entwicklung des Darms und der Gonaden sehr eingeengt, besteht daher nur aus Lückenräumen, und seine Mesenterien sind wenig entwickelt; das dorsale enthält den aufsteigenden Darm. Nach hinten setzt sich das Rumpfcoelom in den Stielkanal fort, der vom Mesenterium durchsetzt wird. Andeutungen von Fortsätzen des Rumpfcoeloms in das Kragencoelom, ähnlich den Peripharyngealräumen der Enteropneusten, wurden beobachtet. Muskelzellen und verästelte Peritonealzellen durchsetzen die Coelome stellenweise reichlich.

Da über die *Ontogenie* der Leibeshöhlenverhältnisse der Tentaculaten (*Phoroniden* und *Bryozoen*) noch nicht vollkommene Klarheit herrscht, so gründen sich unsere Vorstellungen über ihre Beziehungen zueinander und zu den eben besprochenen Gruppen hauptsächlich auf vergleichend-anatomische Erwägungen. Hier sei nur so viel bemerkt, daß die ursprüngliche Ansicht, das *Coelom der Phoroniden* entstehe durch Divertikelbildung, nicht haltbar zu sein scheint, aber auch jene, welche seine Wand von isolierten, vom Entoderm stammenden Zellen entstehen läßt, wird, obgleich durch Untersuchungen begründet, nicht allgemein anerkannt. Sie deutet auf gewisse Enteropneusten (*Tornaria* von den *Bahamas*) hin. Ebenso kennt man die erste Entstehung des Mesoderms der Ectoprocten nicht genügend; man weiß nur, daß „Mesodermzellen" dem Darm allseitig anliegen, von denen die Bildung der Tentakelhöhlen und des sie verbindenden Ringkanals ausgeht; jedoch kennt man ihre Herkunft nicht. Für die Entoprocte *Pedicellina* wird eine determinierte teloblastische Entwicklung beschrieben. Die Mesodermstreifen sollen sich in drei runde Somiten teilen. Man

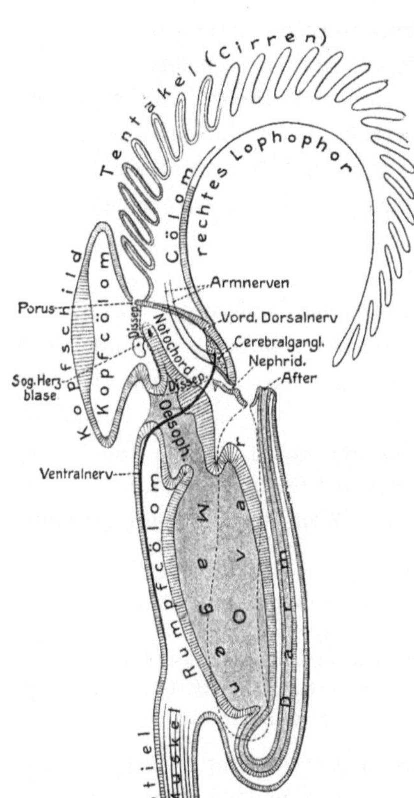

Rhabdopleura. Schema eines Einzelindividuums einer Kolonie von der linken Seite (nach Schepotjeff 1906, konstruiert). O. B. u. P. He.

kennt jedoch ihre Weiterentwicklung nicht, weiß nur, daß den *Entoprocten* im erwachsenen Zustande eine Leibeshöhle fehlt und sich an ihrer Stelle ein Zell-
gewebe mit Intercellularsubstanz (*Parenchym*) findet. Man hat sie daher von
den Oligomeren getrennt und den Ameren unter dem Namen *Kamptozoa* einge-
reiht. Ob diese Stellung im System eine endgültige sein wird, kann erst eine
völlige Klarstellung der Ent-
wicklung ergeben, welche zeigt,
in welcher Weise der Embryo-
nalzustand in den des erwachsenen Tieres übergeht.

Bei den *Phoroniden* und
den *Lophopoden* (unter den ectoprocten Bryozoen) findet
sich ein vom dorsalen analen
Mundrand aufsteigender zun-
genartiger Fortsatz, das *Epi-
stom* (s. Fig. 295), welches
Ähnlichkeit mit dem Eichelcoelom der Enteropneusten
und Pterobranchier, sowie der
Armfalte der Brachiopoden
besitzt, jedoch gegenüber letzteren Organen stark reduziert
erscheint. Bei den *Stelmatopoden* ist es ganz zurückgebildet. Wenn obige Deutung
des Epistoms zutrifft, so muß
seine Höhle dem vorderen Coelom der seither besprochenen
Oligomeren entsprechen; doch
findet sich nur eine teilweise
Abgrenzung der Epistomhöhle
vom folgenden Coelomab-
schnitt; demnach müßte hier
eine starke Rückbildung des

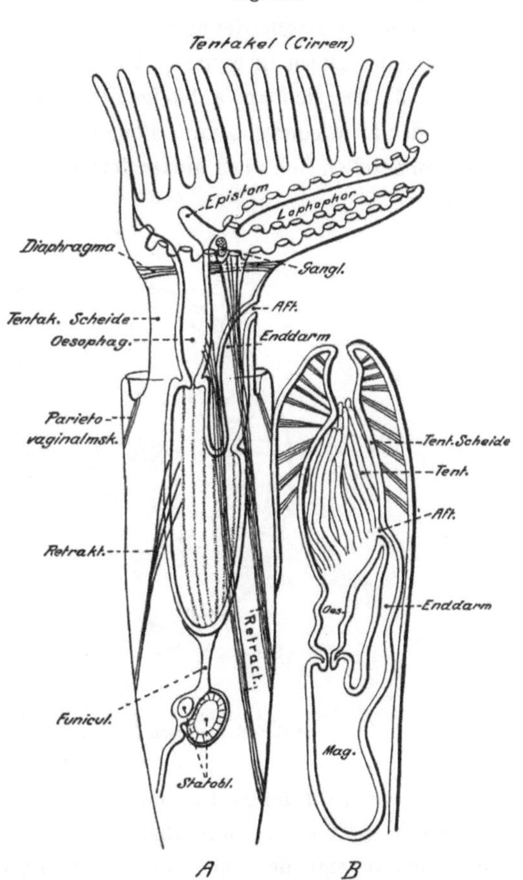

Plumatella (Alcyonella) **fungosa** (Lophopode). Zwei Individuen einer Kolonie von der linken Seite gesehen. Die Cirren bei *A* großenteils basal abgeschnitten (nach VAN BENE-
DEN 1850 u. KRAEPPELIN 1887).   O. B. u. C. H.

Dissepiments zwischen vorderem und mittlerem Coelom angenommen werden. Bei
allen Tentaculaten scheint sich das Septum zwischen mittlerem und hinterem
Coelom als Diaphragma erhalten zu haben, welches dicht hinter dem Mund und
etwas vor dem After die Körperhöhle quer oder schief durchzieht (s. Fig. 295).
Von der vor dem Diaphragma liegenden Höhle (der *Lophophorhöhle*) gehen die
Kanäle der Lophophorarme (*Phoroniden, Lophopoden*) aus, wie bei den Pterobranchiern und Brachiopoden (kleiner Armsinus); bei den *Stelmatopoden* ent-

springen die *Cirrenkanäle* von einem Ringkanal, der meistens auf der Analseite durch zwei Öffnungen mit dem mittleren Coelom in Verbindung steht. Am Diaphragma sind die Trichter beider Nephridien der Phoroniden aufgehängt; sie durchbrechen dasselbe jedoch nicht. Den Hauptteil des Coeloms bildet natürlich das Körpercoelom, das den gesamten Darm umschließt; doch ist der After nach vorn und dorsal auf die Grenze von mittlerem und hinterem Coelom gerückt. Die ursprünglichere Beschaffenheit des Körpercoeloms erhielt sich bei den Phoroniden, indem der Darm in ganzer Länge an einem Medianmesenterium befestigt ist (s. Fig. 296), das sich am aufsteigenden Darmteil scheinbar dorsal findet, weil der Darm dorsal wieder bis zum kopfständigen After emporsteigt. Zu diesem Mesenterium gesellen sich vorn hinter dem Querseptum (*Dissepiment, Diaphragma*)

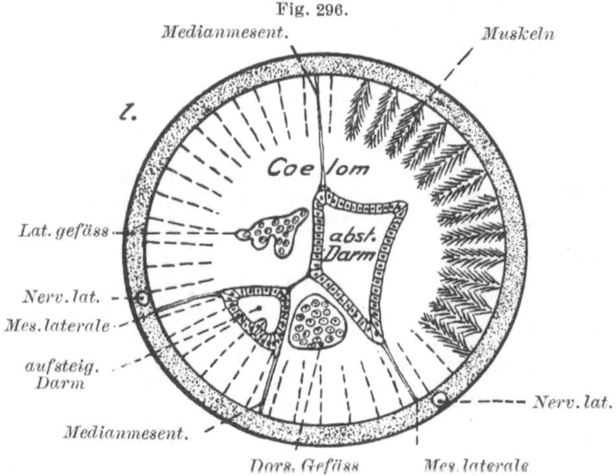

Phoronis sabatieri. Querschnitt durch die Mittelregion des Körpers zur Demonstration des Coeloms und der Mesenterien (nach SELYS-LONGCHAMPS 1907).   C. H.

noch zwei laterale, die längs des Darms bis zu seiner hinteren Umbiegungsstelle ziehen. Beide heften sich am absteigenden Darmschenkel an, das linke nur scheinbar am aufsteigenden, da zu ihm auch dasjenige Mesenterium gehört, welches beide Darmschenkel miteinander verbindet (s. Fig. 296). Da im vordersten Teil der Lateralmesenterien auch die Nephridialtrichter verlaufen, so erinnern erstere etwas an diejenigen Teile der Ileoparietalbänder der Brachiopoden, welche sich lateral am Darm nach vorn und hinten ausdehnen können, worauf schon S. 397 hingewiesen wurde.

Die *Ectoprocten* haben Mesenterien im Körpercoelom ganz verloren. Es sei denn, daß man die *Funiculi* (s. Fig. 295), welche in Ein- bis Mehrzahl von der Umbiegungsstelle des Darms zur hinteren Körperwand ziehen, als ihre Reste auffassen darf.

Für die Ectoprocten wird die Ansicht, daß ihre Leibeshöhle ein echtes Coelom darstellt, dadurch gestützt, daß kürzlich erneut und eingehend das Vorhandensein von charakteristisch angeordneten Wimperbüscheln an der Leibeshöhlenwand der Ectoprocten des süßen Wassers beschrieben wurde, wie sie für die Coelomwände gewisser Gliederwürmer und, wie wir schon sahen, auch für die Brachiopoden, Enteropneusten und Chätognathen typisch ist. Auch hier soll die Bewegung der (als Blut funktionierenden) Coelomflüssigkeit durch die Cilien unterstützt werden.

4. Arthropoda.

So nahe Beziehungen auch die *Anneliden* und *Arthropoden* in gewissen Organsystemen zeigen, so treten doch in anderen tiefe Verschiedenheiten hervor; der phylogenetische Zusammenhang beider Stämme muß daher weit zurückliegen. Zu den stark abweichenden Einrichtungen gehört auch die Leibeshöhle der erwachsenen Tiere. Zwar scheint gerade sie in ihrer Entwicklung mit der der Anneliden nahe verknüpft, da in der Ontogenie der Arthropoden die beiden Mesodermstreifen, abgesehen von ihrem ersten Ursprung, und, wenigstens bei den sich in dieser Hinsicht

Fig. 297.

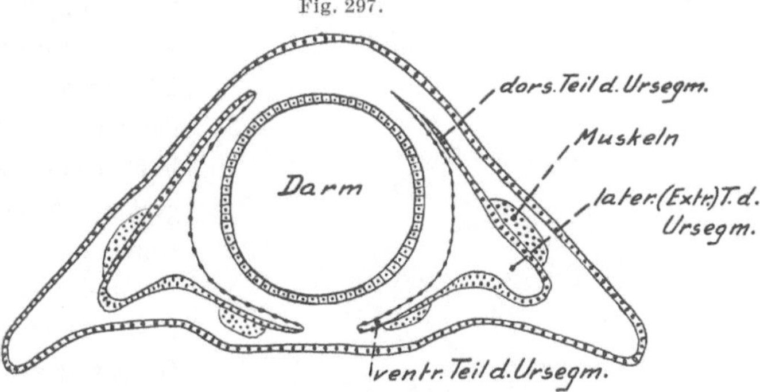

Schematische Darstellung der Entwicklung eines Ursegments von Scolopendra (nach HEYMONS 1901). C. H.

primitiv erweisenden, die durch ihre Gliederung entstehenden Somiten und die Coelomhöhlen in ihnen in prinzipiell gleicher Weise auftreten (s. S. 381 u. S. 386). Auch die Weiterentwicklung der hohlen Somiten verläuft im wesentlichen entsprechend, indem sie, ursprünglich ventral gelegen, den Darm dorsal umwachsen und so die Anlage eines annelidenähnlichen Coeloms bedingen. Ein Unterschied wird durch das Auftreten von Extremitäten herbeigeführt, in welche sich das Coelom erstreckt.

Für die *Insekten* wurde früher eine Entstehung des Coeloms durch Abfaltung vom Urdarm als typisch angenommen, jedoch stellten spätere Untersuchungen auch bei ihnen Coelombildung aus einer soliden Anlage fest. Demnach scheint es nicht geeignet, die Coelombildung der *Tardigraden*, die als echte Enterocoelie beschrieben wird, derjenigen der Insekten zu nähern.

Bei *Protracheaten, Myriopoden* und *Arachnoideen*, sowie bei den niederen Insekten: *Apterygoten* und *Orthopteren* erlangen die Segmentierung des Mesoderms und die in ihm entstehenden Coelomräume eine sehr gute Ausbildung. Sie treten hier zuerst ventral in den Extremitätenanlagen auf und wachsen jederseits dorsal- und bei den Myriopoden auch ventralwärts gegen die Mediane des Embryos vor (s. Fig. 297).

Später trennen sich die Coelomanteile der Beine und bilden besondere Räume (s. Fig. 298 *A* links). Bei den *Coleopteren*, *Lepidopteren* und *Hymenopteren* schwindet die segmentale Gliederung des Mesoderms immer mehr, und gleichzeitig treten in den Extremitäten keine Coelomanlagen mehr auf; bei den Rhynchoten erlangt das Coelom nur eine ganz primitive Ausbildung, die der früher Entwicklungsstadien der Apterygoten entspricht, und bei *Dipteren* sind die Coelomsäcke entweder auf unscheinbare Reste reduziert (*Miastor*, Cecidomyide) oder treten überhaupt nicht mehr auf (*Musciden*); ebenso sollten sich auch die Crustaceen verhalten. Jedoch haben Untersuchungen an Krebsen verschiedener Gruppen (*Entomostraken*, *Arthrostraken* und *Thorakostraken*) ergeben, daß auch bei ihnen Coelomhöhlen von zum Teil recht großer Ausdehnung auftreten.

Bei allen Arthropoden aber bilden sich — im Gegensatz zu den Anneliden — auch da, wo die Coelomräume embryonal gut ausgebildet und segmental angeordnet sind, die Segmentgrenzen spätestens gegen Ende der Larvenperiode zurück, und die Coelomhöhlen verschwinden auf eine Weise, die weiter unten noch

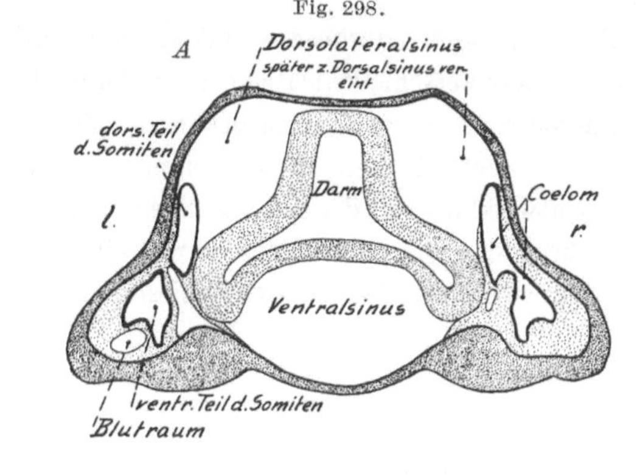

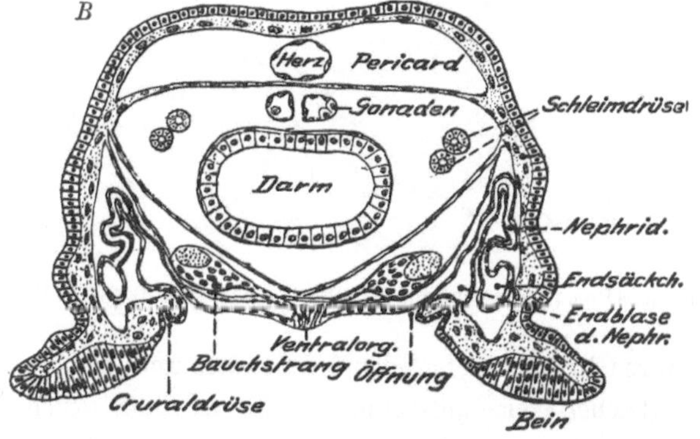

Fig. 298.

Peripatus capensis *A*. Schematischer Querschnitt durch einen jungen Embryo, Entwicklung des Coeloms und der definitiven Leibeshöhle; links weiter entwickelt als rechts (nach SEDGWICK 1888). *B* älterer Embryo, Querschnitt durch die hintere Körperregion (etwas schematisiert). Definitive Leibeshöhle, Herz und Pericardialseptum ausgebildet. (Aus KORSCHELT und HEIDER, Entw. gesch. nach SEDGWICK 1888.)   C. H.

näher besprochen werden soll, während sich aus ihren Wänden vor allem die Wand des Herzens und das Pericardialseptum, ferner Muskulatur und, besonders bei den Myriopoden und Insekten, in großer Menge Fettgewebe hervorbildet. Gleichzeitig mit der Rückbildung des Coeloms entsteht bei den einzelnen Arthropodengruppen in etwas verschiedener Weise die *definitive periviscerale Leibeshöhle*.

Bei *Peripatus* werden durch Schrumpfen des Entoderms vom Ectoderm im jungen Embryo dorsolateral und ventral vom Urdarm drei Blastocoelräume, zwei *Dorsolateral*- und ein *Ventralsinus* gebildet (s. Fig. 298 *A*); durch weiteres Schrumpfen des Darms verschmelzen die Dorsolateralsinus über dem Darm zu einem unpaaren

Dorsalsinus, der mit der Dorsalwanderung der Coelomsomiten zwischen diese zu liegen kommt und schließlich zum Hohlraum des Herzens und des Pericardialsinus wird, während der Ventralsinus den Darm umgreift und die definitive Leibeshöhle darstellt (Fig. 298 *B*).

Bei anderen Arthropoden tritt, durch Zurückweichen des Dotters vom Keimstreif, ein Lückenraum über dem ventral liegenden Keimstreif in Erscheinung (bei *Insekten* als *Epineuralsinus* bezeichnet), der sich vergrößert und, den Darm umgreifend, die Bildung der *definitiven (perivisceralen) Leibeshöhle* herbeiführt. Diese ist daher als Blastocoelrest aufzufassen und wird, da Blut in ihr circuliert, auch als *Hämocoel* bezeichnet. Bei den *Protracheaten* werden von dem den Darm umgebenden Teil der definitiven Leibeshöhle durch die früher beschriebenen schrägen und transversalen Muskeln seitliche Räume (die *Lateralsinus*) abgetrennt, in denen die Bauchnervenstränge verlaufen (s. Fig. 298 *B*). Auch die Nephridien liegen in gesonderten Leibeshöhlenräumen am Grunde der Extremitäten. Die übrigen Arthropoden zeigen Derartiges nicht mehr.

Die Art der Rückbildung der Coelomräume wird in verschiedener Weise beschrieben. Fast allgemein wurde behauptet, das Coelom trete durch einen Riß seiner medialen Wand mit dem Blastocoel in Verbindung und nehme so an der Bildung der definitiven Leibeshöhle teil, die deshalb als *Myxocoel* bezeichnet wird. Bei den *Tardigraden* soll ein derartiges Myxocoel durch völliges Schwinden der Coelomwände nnd ein Verschmelzen der Coelomräume mit dem Blastocoel entstehen. Diese Angaben treffen indessen, wie schon länger bekannt, für *Protracheaten* und für *Araneinen* nicht zu, und eine erst vor wenigen Jahren erschienene sehr eingehende Untersuchung von *Carausius morosus* führte gleichfalls zu dem Resultat, daß eine offene Verbindung zwischen den beiden Räumen nicht eintrete, sondern daß der anwachsende Fettkörper die Coelomwände zum Kollabieren bringe und so das Schwinden der Coelomräume herbeiführe (s. Fig. 299). Das gleiche wird bei den Protracheaten durch starke Entwicklung der dorsalen Muskulatur bewirkt, und die oben erwähnten Untersuchungen an *Crustaceen* erbrachten auch für diese weitgehend übereinstimmende Resultate. Hier soll das Zusammenfallen der Coelomwände durch Anwachsen des Teiles der primären Leibeshöhle verursacht werden, der sich bei der Herzbildung vom Dor-

Fig. 299.

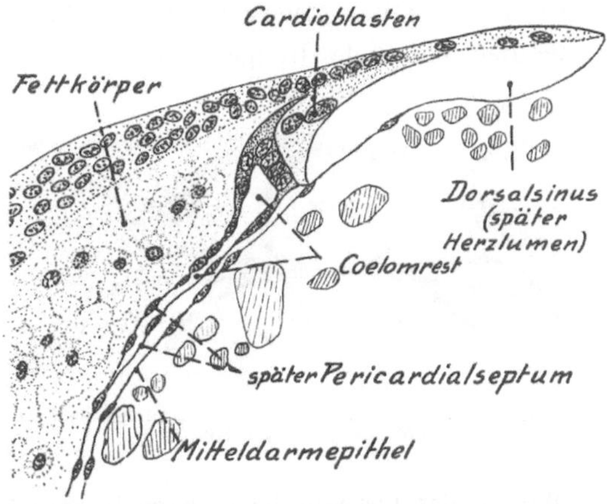

Rechter dorsaler Teil eines Querschnitts durch den Metathorax von Carausius morosus (Orthoptere). Entwicklungsstadium von Herz und Pericardialseptum (nach R. WIESMANN 1926). C. H.

salsinus abtrennt und zum Pericardialsinus wird (s. Fig. 300). Die zusammen-
gefallenen Coelomwände bilden nun (wahrscheinlich bei allen oben genannten
Arthropoden) eine zunächst zweischichtige Zellenplatte, aus der, wie S. 404
erwähnt, das Pericardialseptum (s. Fig. 299 und 300) hervorgeht, nachdem die
die Herzwand bildenden Zellen (*Cardioblasten*) (Fig. 299) sich von ihr isoliert haben.

Kurz zusammengefaßt ergeben die obigen Ausführungen, daß die *Leibeshöhle
der Arthropoden ein vom Blastocoel stammendes Hämocoel darstellt und das Coelom
an ihrer Entstehung keineswegs immer Anteil hat.*

Die definitive Leibeshöhle ist, wie erwähnt, von Blut erfüllt; sie bildet also
einen Teil des Circulationsapparates und ihre Ausdehnung steht daher in innigster
Beziehung zu der Ausbildung des Blutgefäßsystems, welches bei den Arthropoden
mannigfache Verschiedenheiten zeigt, indem sein gefäßartiger Teil zum Teil gut
ausgebildet ist (*Myriopoden, höhere Krebse*), teils weitgehend (*Insekten*) bis völlig
(*niedere Entomostraken*) rückgebildet ist. Auf diese Verhältnisse kann daher erst
bei der Behandlung des Blutgefäßsystems eingegangen werden. Ebenso sollen die

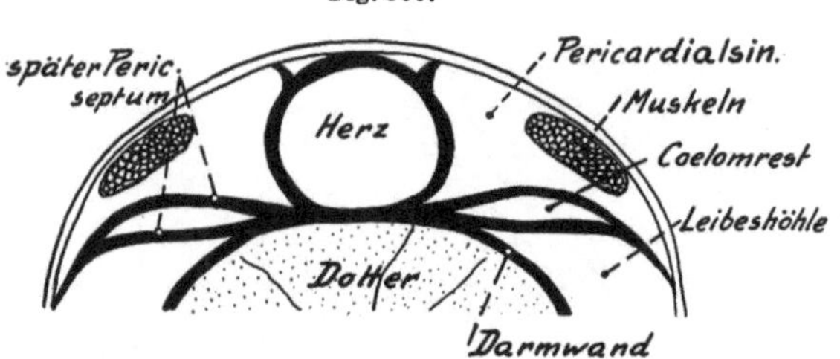

Fig. 300.

Hemimysis (Schizopode). Schema der Entstehung des Pericardial-
septums (nach MANTON 1928).   C. H.

Art der Beteiligung des Mesoderms an der Herzbildung und die Coelomderivate, welche zu den Geschlechts- und Excretionsorganen in Beziehung treten, erst zusammen mit diesen Organsystemen näher besprochen werden.

Wir wenden uns nun der näheren Beschreibung des Fettkörpers (*Corpus adi-
posum*) zu, der als ein Derivat der somatischen Wand der Ursegmente für uns von
besonderem Interesse ist.

Fettkörper. Bei den Tracheaten ist er wohl allgemein verbreitet, fehlt den Crustaceen zwar nicht ganz, tritt aber hier spärlicher auf. Im allgemeinen wird er von An-
häufungen größerer rundlicher Mesodermzellen gebildet, die sich zwischen Darm und
Leibeswand als ziemlich unregelmäßige, lappige Massen anhäufen und so ein eigen-
artiges Gewebe bilden, dessen Zellen vor allem dadurch charakterisiert sind, daß sie
in großer Menge Fett in Form von Tröpfchen enthalten. Es wurde früher vielfach
angenommen, daß dieses Fett aus dem Blute stamme und, ebenso wie gewisse
Endprodukte des Stoffwechsels (die *Uratkristalle*), im Fettkörper nur gespeichert
werde. Man ist jetzt der Ansicht, daß das Fett in den *Fettzellen* selbst entstehe. Es
tritt dann in den Körperstoffwechsel und wird namentlich bei den holometabolen
Insekten während der Puppenzeit zum Teil verbraucht; hiermit hängt zusammen,
daß der Fettkörper bei den Larven stärker entwickelt ist. Außer den Fettzellen
(*Liparocyten*) entstehen aus der Coelomwand noch andere Zellen, z. B. die bei den

Arachnoideen, Diplopoden und niederen Insekten verbreiteten *Phagocyten* (Fig. 301), die erst beim Blutgefäßsystem näher besprochen werden, und die als *Pericardialzellen* oder im weiteren Sinne als *Nephrocyten* bezeichneten, welche meist nahe dem Herzen im Pericardialsinus (aus dessen Wand sie hervorgehen), jedoch auch im Fettkörper und an anderen Orten, z. B. in der Umgebung der Speicheldrüsen, liegen. Ferner finden sich im Fettkörper noch weitere Zellen, die speziell bei Insekten zum Teil nur in gewissen Familien vorkommen und wohl von Fettzellen abzuleiten sind (*Bacteroidzellen*), sowie solche Zellen, welche aus der Hypodermis hervorgehen, aber vielfach in den Fettkörper einwandern und hier eine wichtige Rolle spielen: *Oenocyten*, auch Peritrachealzellen oder Respirationszellen genannt, weil sie häufig, z. B. bei *Coleopteren* und *Lepidopteren*, längs der Tracheenstämme angeordnet sind. In ihnen finden sich, wie später noch näher ausgeführt

Fig. 301.

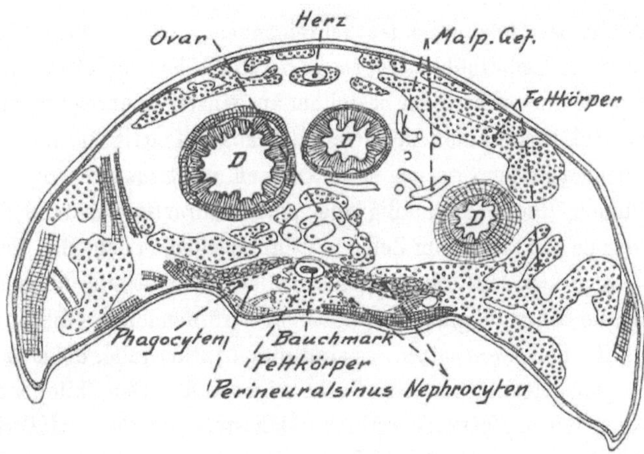

Querschnitt durch **Glomeris**. Fettkörper, Nephrocyten, Phagocyten in ihrer Beziehung zu den übrigen Organen (nach BRUNTZ 1904). C. H.

werden soll, *Uratkristalle*, weshalb gewisse Entwicklungsstadien von ihnen, welche auch in ihrer äußeren Gestalt abweichen, für besondere Zellen gehalten und als *Uratzellen* bezeichnet werden. Über Entstehung, histologische Struktur, chemisches und physiologisches Verhalten all dieser Zellen liegen namentlich für die Insekten zahlreiche Untersuchungen vor, die sich jedoch zum Teil nur auf einzelne Formen beziehen und die Dinge von verschiedenen Gesichtspunkten aus betrachten, so daß es nicht immer gelingt, sie untereinander zu vergleichen; noch schwieriger ist es häufig, die bei den Insekten gefundenen Ergebnisse mit denen bei anderen Arthropoden zu identifizieren, so daß wir in Bezug auf diese Verhältnisse nur bei den ersteren auf Einzelheiten eingehen wollen.

Den *Protracheaten* scheint ein eigentlicher Fettkörper zu fehlen, doch finden sich im Pericardialsinus beiderseits des Herzens Zellmassen, wie sie in ähnlicher Weise bei den *Myriopoden* und *Insekten* allgemein vorkommen, die schon erwähnten *Pericardialzellen*.

Das als *Fettkörper der Arachnoideen* bezeichnete Gewebe entspricht nicht dem Fettkörper der Insekten, sondern in seiner Funktion eher den Pericardialzellen, da es keine Harnstoffkristalle enthält, aber gelöstes Carmin ausscheidet; es beschränkt sich meist auf das *Cephalon*, erstreckt sich dagegen bei den *Scorpionen* und *Pedipalpen* auch auf das *Abdomen*; bei den *Solifugen* scheint es nur sehr schwach entwickelt zu sein. Bei den Araneinen findet der sogenannte Fettkörper sich in größerer Masse, namentlich unter dem Bauchganglion. An seinem Aufbau beteiligen sich zweierlei Zellen: 1. große granulierte eigentliche *Fettzellen* mit Fetttropfen, die jedoch auch gelöstes Carmin ausscheiden; 2. verästelte kleine Zellen, die ein Netzwerk bilden, das die großen umspinnt. Letztere können nach gewissen Angaben (bei Araneinen) zum Teil auch gelbes und grünliches Pigment, zuweilen auch Kristalle von phosphorsaurem Kalk enthalten. Ähnliche kleine Zellen der *Telyphoniden* sollen auch phagocytär sein.

Der *Fettkörper der Myriopoden* ist viel reicher entwickelt (s. Fig. 301) und breitet sich durch die ganze Leibeshöhle aus, sogar bis in die Extremitäten und findet sich auch im Perineuralsinus. Entweder besteht er aus einzelnen unregelmäßigen Lappen, die sich segmental wiederholen können, oder aus netzartig zusammenhängenden Strängen. In beiden Fällen setzen sich die Lappen meist aus eiförmigen Zellgruppen (*Lobuli*) zusammen, die unregelmäßig oder perlschnurartig aneinandergereiht sind. Jede solche Gruppe soll aus einem Zellsyncytium bestehen (siehe das hierüber später bei Insekten Gesagte, S. 410). Im allgemeinen scheint nur eine Art von Fettzellen vorzukommen, die bei den Diplopoden neben Fetttropfen auch gelbbräunliche, stark lichtbrechende Körnchen enthalten; es sind dies Uratkristalle, die sich so zahlreich finden, daß der ganze Fettkörper diese Farbe zeigen kann. Den Chilopoden fehlen sie. Außer dem eigentlichen Fettkörper finden sich stets die *Pericardialzellen*, auf die wir, soweit sie sich im Pericardialsinus finden, beim Blutgefäßsystem zurückkommen werden.

Ferner besitzen die *Chilopoden* (mit Ausnahme von Scutigera), sowie die *Diplopoden* noch ein *fettkörperähnliches Gewebe*, das gleichfalls mesodermalen Ursprungs ist (und vielfach als „Lymphstränge" bezeichnet wird). Bei *Scolopendra* zieht es in Form feiner netzförmig anastomosierender Fäden längs den MALPIGHIschen Gefäßen, bei *Lithobius* und *Geophiliden* dagegen umspinnt es die Speicheldrüsen und breitet sich bei letzteren gewöhnlich noch im Perineuralsinus aus oder überzieht die Fettkörperläppchen äußerlich, ja bei gewissen Formen dringt es zwischen die Lobuli des Fettkörpers ein.

Bei den *Diplopoden* findet es sich gleichfalls in der Umgebung des Bauchmarks, sowohl im perineuralen Sinus (wie *Julus*) als dem Perineuralseptum aufgelagert (*Glomeris*) oder mehr seitlich am Fettkörper (*Polydesmus*).

Diese Zellen werden den Pericardialzellen, wegen ihrer Fähigkeit gelöstes Carmin auszuscheiden, gleichgestellt und als *Nephrocyten* (auch als *Carminathrocyten*) bezeichnet (s. Fig. 301).

Die *Insekten* besitzen meist einen stark entwickelten Fettkörper, was nament-

lich für die Larven der Holometabolen gilt, wo er die Leibeshöhle häufig fast ganz
erfüllt. Die Anordnung dieses meist reich gelappten Körpers ist bei den Larven und
den Imagines daher häufig ziemlich verschieden. Im allgemeinen erinnert seine Ver-
teilung und Anordnung bei den primitivsten Insekten (so gewissen *Collembolen* und
Orthopteren) an die Verhältnisse mancher *Myriopoden*, indem sich hier eine metamere
Wiederholung von Lappen in den Segmenten finden kann, was mit seiner segmen-
talen Entstehung zusammenhängt, bei den übrigen aber gewöhnlich (s. jedoch

z. B. *Dytiscus*, Fig. 302 *A*) nicht
hervortritt, indem ein mehr oder
weniger zusammenhängender, unregelmäßig vielgelappter Fettkörper den Darm umspinnt. Er wird
von größeren und kleineren, ja
auch kleinsten Läppchen zusammengesetzt, die teils durch Binde-
gewebszüge oder Membranen,
namentlich aber auch durch die
Tracheenverästelungen, welche
sich reichlich um die Läppchen
verbreiten, zusammengehalten
werden. Die Struktur und Anordnung des Fettkörpers ist für jede
Art charakteristisch jedoch in
den Ordnungen die allgemeine Anlage häufig übereinstimmend; so
bildet er z. B. bei den *Lepidopteren* stark gefaltete, zuweilen
unterbrochene Stränge, bei den
Dipteren ein vielfach von Lücken
durchbrochenes Gewebe, das den
Darm umgibt. Meist (Ausnahme
Rhynchoten) findet sich eine Art
Sonderung des Fettkörpers in

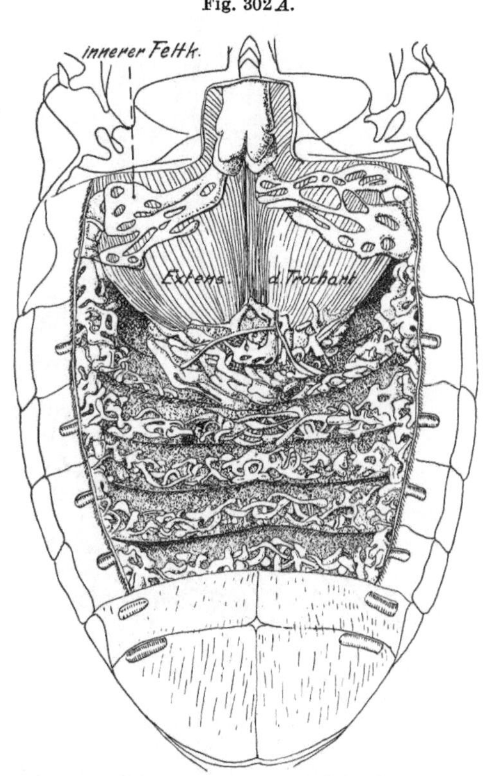

Fettkörper von **Dytiscus**, von dorsal gesehen. Äußerer
Fettkörper des Abdomens nach Entfernung der dorsalen
Körperwand mit pericardialem Fettkörper und der Ein-
geweide (nach KREUSCHER 1922).   C. H.

einen *äußeren* oder *peripheren*, dicht unter der Hypodermis liegenden (Fig. 302 *A*)
und einen *inneren* oder *centralen* (Fig. 302 *B*). Der *äußere Fettkörper* findet
seine Hauptausbildung im Abdomen, sowohl ventral der Rückenwand, beiderseits
des Rückengefäßes (auch pericardialer genannt), als dorsal der Bauchdecke
(s. Fig. 302 *A*), wo er, wie erwähnt, besonders bei niederen Formen, aber auch
bei *Dytiscus* u. a. segmentale Anordnung zeigt. Der *innere Fettkörper* erstreckt
sich durch den ganzen Körper (Fig. 302 *B*), namentlich liegt er dem Darm an, um
den er z. B. bei *Dytiscus* im Mesothorax eine dichte Hülle bildet, die sich im Abdomen in zwei seitliche, den Darm begleitende Stränge teilt; aber auch um die

Ovarien breitet er sich aus. Beide hängen häufig durch verbindende Züge zusammen.
Die *Färbung des Fettkörpers* ist recht verschieden, häufig rein weiß, nicht selten aber
gelblich, rot oder grünlich. Die Färbungen rühren entweder vom Fett oder sonstigen
Einschlüssen her. Die Hauptmasse des Fettkörpers wird von rundlichen bis poly-
edrischen Fettzellen gebildet, welche seine Lappen und Läppchen zusammensetzèn,

Fig. 302 *B*.

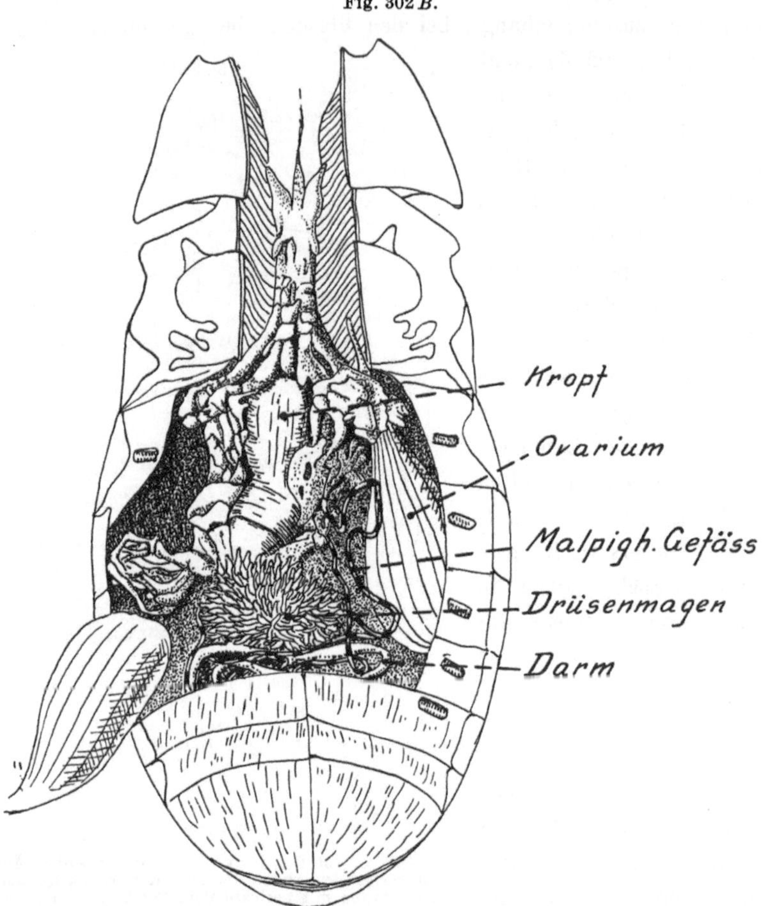

Fettkörper von Dytiscus, von dorsal gesehen. Innerer Fettkörper nach Entfernung der dorsalen
Körperwand; das linke Ovar ist nach hinten umgeschlagen, um das Fettpolster zu zeigen (nach
KREUSCHER 1922).   C. H.

und deren Grenzen entweder deutlich erhalten sind, oder durch starke Vermehrung
der Fetttröpfchen so undeutlich werden, daß ein Syncytium zu entstehen scheint,
welches die einzelnen Läppchen bildet. Daß die Zellgrenzen nicht wirklich schwinden, zeigt ihr Wiedersichtbarwerden während einer Hungerperiode. Das Zellplasma
ist zuweilen stark vacuolär und gewöhnlich dicht von Fetttropfen erfüllt, neben
denen auch kleine Eiweißkörnchen in großer Menge auftreten können.

Im allgemeinen wurde angenommen, das Fett stamme aus dem Blute; neuerdings wurde wahrscheinlich gemacht, daß es aus den *Mitochondrien* der Fettzelle hervorgehe; über den Ursprung der Eiweißkörnchen dagegen ist nichts bekannt. Neue chemische Untersuchungen an Schmetterlingen, *Vanessa io* und *urticae*, ergaben, was zum Teil schon früher bekannt war, daß die zuerst als basophile Albuminoide auftretenden Eiweißkörnchen sich in große acidophile Albuminoidkristalle (biuretische Polypeptide) umwandeln, indem sie unter dem Einfluß von aus dem Kern der Fettzelle hervorgehenden Fermenten eine intracelluläre Verdauung durchmachen (sie wurden in diesem Zustande als *Pseudonuclei* bezeichnet und für Kerne von Leukocyten gehalten). Die hierbei sich bildenden Urate sammeln sich in Form von Natriumuratkristallen um den Kern, entstehen also endogen und nicht, wie man annahm, als Endprodukte des Stoffwechsels im Blute. Während der Metamorphose gelangen die Albuminoide, anscheinend in gelöstem Zustande, aus der Fettzelle ins Blut und scheinen sich hier am Aufbau der imaginalen Organe zu beteiligen.

Bei den *Hymenopteren*, speziell bei der Biene, aber auch anderen, gehen die Prozesse schon insofern in anderer Weise vor sich, als hier (im Gegensatz zu den Lepidopteren, aber auch Dipteren und Coleopteren) die in den Fettkörper einwandernden *Oenocyten* an diesen Vorgängen teilnehmen. Sie lagern sich den Fettzellen ganz dicht an und nehmen mittels Pseudopodien Fett aus ihnen auf, welches, wie schon gesagt, aus den Mitochondrien hervorgehen soll. Während dieser Zeit sollen außerdem durch Chromatolyse des Kernes der Oenocyten Eiweißsubstanzen gebildet werden, die in Gestalt von Tröpfchen in das Plasma gelangen und zuerst den Kern umgeben; später erfüllen sie die ganze Zelle und verlassen diese schließlich. Es hat nach alledem den Anschein, als ob diese Eiweißsubstanzen den von den Lepidopteren beschriebenen Albuminoiden entsprächen. Jedoch sollen die hierauf in den Oenocyten auftretenden Uratkristalle nicht aus ihnen, sondern aus den *Mitochondrien* der *Oenocyten* hervorgehen. Da besonders hervorgehoben wird, die Mitochondrien seien in Körnchenreihen angeordnet, die während der Secretion deutlicher werden und sich in einzelne Körnchen auflösen, aus denen die Uratconcretionen hervorgehen, so scheint es fast als ob dieser Prozeß doch dem der Uratbildung der Lepidopteren ähnlich sei. Da im einen Falle chemische, im anderen histologische Untersuchungen angestellt wurden, stößt der Vergleich auf Schwierigkeiten.

Das *Urat* wird in Form von Sphäriten und Kristallen abgelagert und scheint nicht weiter ausgeschieden zu werden, sondern in diesen Zellen zu verbleiben, bis sie zugrunde gehen. Bei den *Lepidopteren* wandern — wie gesagt — die Oenocyten nicht in den Fettkörper, sondern ordnen sich im Umkreis der Tracheenstigmen (z. B. *Ephestia, Bombyx mori* u. a.) traubig an; sie sollen auch hier eine innere Secretion durchmachen, deren Bedeutung noch nicht geklärt ist, jedoch zum Teil ebenso gedeutet wird wie die der im Fettkörper liegenden Oenocyten der Hymenopteren.

Nach Untersuchungen an *Ephestia* (Lepidoptere) werden zwei Generationen von ihnen angenommen, von denen die erste (*larvale*) aus einer sich vergrößernden Hypodermiszelle der Abdominalsegmente, die zweite (*imaginale*) aus je einem Zellkomplex hervorgeht. Für die Hymenopteren hingegen scheint, daß die larvalen Oenocyten sich durch amitotische Teilung vermehren und in die imaginalen übergehen. Außer den schon erwähnten Abscheidungen wurden bei einzelnen Formen in den Fettkörperzellen auch Glykogen und kohlensaurer Kalk (gewisse Dipterenlarven) gefunden.

Eine dritte Zellart des Fettkörpers wird namentlich in den centralen Teilen der Fettlappen gewisser Orthopteren (*Blattiden*) gefunden, nämlich große, central in den Lobuli gelegene Zellen (*Bacteriocyten, Bacteroidzellen*), die kein Fett enthalten, dagegen große Mengen kleiner Bakterien, wie sie schon in den Eizellen der Blattiden in geringer Menge vorkommen. Sie verlassen die Eizelle, treten zwischen Follikel und Dottermembran, vermehren sich hier stark und gelangen endlich in den Dotter, von wo aus sie während der Entwicklung durch die Darmwand in den Fettkörper eindringen. Daß es sich wirklich um Bakterien handelt, ist sicher erwiesen, da ihre Züchtung außerhalb des Organismus gelungen ist.

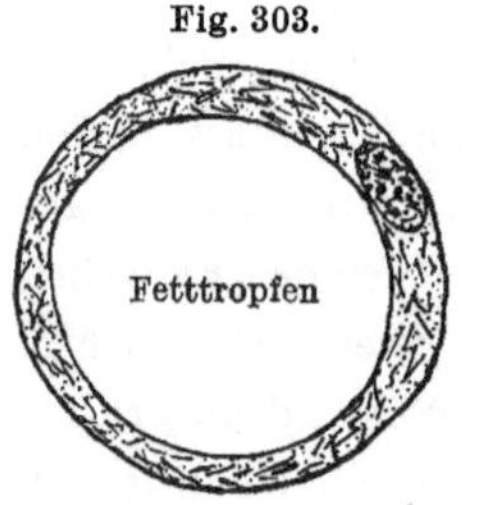

Fig. 303.

Bacteroidzelle von Orthezia (Schildlaus) (nach Buchner 1921). C. H.

Nur ganz kurz kann hier betont werden, daß solche *symbiontische Erscheinungen* bei den Insekten viel verbreiteter sind. So besonders bei vielen Rhynchoten (namentlich *Aphiden, Cocciden, Cicaden*), auch gewissen *Coleopteren* und einzelnen *Lepidopteren*. Meist handelt es sich jedoch um Symbionten, die den Sproßpilzen (Saccharomyceten) nächst verwandt sind. Diese Symbiose kann in recht verschiedenartigen Zellen gleichzeitig vorkommen, beschränkt sich jedoch häufig auf gewisse fettkörperähnliche Zellen (*Mycetocyten*), die kein Fett enthalten oder nur einen großen Fetttropfen in der Mitte, während die Symbionten (hier Bakterien) die Oberfläche erfüllen (*Orthezia*, Schildlaus, s. Fig. 303). Oder sie können besondere paarige und unpaare Organe von zum Teil eiförmiger Gestalt ventral vom Darm bilden, die reich mit Tracheen versorgt sind, sich auch nicht selten durch eigenartige Färbung auszeichnen (*Mycetome*). In den typischen Fällen scheint die Übertragung der Symbionten auch hier ganz frühzeitig regelmäßig von den Muttertieren auf die Eier zu geschehen. In gewissen Fällen treten sogar zwei, ja drei verschiedenartige Symbionten gleichzeitig in demselben Insekt auf und können die Bildung verschiedenartiger Mycetome bedingen. Meist ist diese Symbiose eine ganz regelmäßige geworden. Ihre, jedenfalls wichtige, physiologische Bedeutung ist jedoch wenig aufgeklärt.

Obgleich bis in die neueste Zeit mehrfach versucht wurde, den Fettkörper der Insekten vom Ectoderm herzuleiten, so ist doch seine mesodermale Entstehung als gesichert anzusehen. Besonders für den oberflächlichen Fettkörper, der nach gewissen Angaben bei einzelnen Formen sogar außerhalb der Basalmembran der Hypodermis liegen soll, wird die ectodermale Entstehung von manchen noch jetzt festgehalten. Die ectodermale Abstammung der Oenocyten hingegen wird ziemlich allgemein anerkannt.

Bei der Metamorphose der holometabolen Insekten wird ein großer Teil des allen Insekten zukommenden Fettes verbraucht. Aus den Resten des larvalen Fettkörpers entwickelt sich der imaginale. Eiweißkristalle finden sich hingegen nur bei den Holometabolen; dies unterstützt die Ansicht, daß sie am Aufbau der imaginalen Organe teilnehmen, während die Fettverbrennung mehr durch die Lieferung von Energie für die Metamorphose oder Häutung von Nutzen zu sein scheint und daher für alle Insekten notwendig ist.

5. Mollusca.

Die Ontogenie der *Mollusken* zeigt in vieler Hinsicht große Ähnlichkeit mit jener der Anneliden, besonders in Bezug auf die Furchung, die (mit Ausnahme der Cephalopoden) meist determiniert und spiralig verläuft und zur Bildung von zwei Urmesodermzellen[1] und schließlich in allen Klassen zur Anlage zweier Mesodermstreifen oder ihnen entsprechender paariger Anlagen von Mesodermzellanhäufungen und eines Paares in ihnen auftretender Coelomhöhlen führt, die ebenso wie bei den Anneliden durch Nephridien mit der Außenwelt verbunden sind. Obgleich hierdurch ein gemeinsamer, wenn auch weit zurückliegender Ursprung beider Klassen wahrscheinlich gemacht wird, so bildet doch der Mangel an Somitenbildung bei den Mollusken eine erhebliche Schwierigkeit für eine direkte Ableitung von den Anneliden.

Einige Forscher halten jedoch an einer solchen Ableitung fest, weil sie zunächst in der Wiederholung der bei den meisten Mollusken nur in einem Paar vorhandenen Organe: Kiemen, Nieren, Herzvorhöfe usw., bei der altertümlichen Gattung *Nautilus* einen Hinweis auf eine ursprünglich vorhanden gewesene Metamerie aller Mollusken erblicken, um so mehr, als auch eine primitive Placophore, *Lepidopleurus cajetanus*, durch die Beziehungen der Gonaden- und Nierenausführgänge zu zwei aufeinanderfolgenden Kiemenpaaren und den zu diesen gehörenden Ganglien und Osphradien Anklänge an die Zustände von *Nautilus* zu zeigen scheint. Wie weit es sich jedoch in beiden Fällen um ursprüngliche Zustände, d. h. um eine typisch entstandene Metamerie handelt, kann nur die Entwicklungsgeschichte erweisen, die von beiden Formen unbekannt ist.

Jugendzustände von *Lepidopleurus* zeigen keine diesbezüglichen Andeutungen und auch neue entwicklungsgeschichtliche Untersuchungen an *Acanthochiton discrepans* erbrachten keine die Theorie stützenden Tatsachen, stellten vielmehr erneut fest, daß die bei *Lepidopleurus* als Coelomoducte eines zweiten Metamers aufgefaßten Gonoducte bei Placophoren (ebenso wie bei dibranchiaten Cephalopoden) erst postembryonal auftreten und daher den sich früh bildenden Nephridien nicht homonom gesetzt werden können, so daß bis jetzt keine gesicherten Grundlagen für die Annahme bestehen, daß die Mollusken echte Metamerie zeigen und von metameren Formen ableitbar sind.

---

[1] Eine Ausnahme unter den Gastropoden soll *Paludina* bilden, bei der weder die Urmesodermzellen, noch überhaupt (wie allerneuste Untersuchungen ergeben) ein Entomesoderm entstehen soll, und Niere, Pericard und Gonadensack aus dem Ectomesoderm hervorgehen sollen. Man sieht in diesem Verhalten eine sekundäre, durch die im Mutterleib vor sich gehende, beschleunigte Entwicklung hervorgerufene Abänderung.

Wir können also mit einer gewissen Sicherheit nur sagen, daß die meisten Mollusken, ähnlich wie die Anneliden, ein Paar von Mesodermstreifen mit *einem* Paar von Coelomräumen besitzen, aus denen sich in im Prinzip übereinstimmender, im einzelnen vielfach modifizierter Weise *Pericard, Nieren* und *Genitalsäcke* hervorbilden, woraus hervorgeht, daß diese Organe mesodermalen Ursprungs sind. Stets bleibt die Niere mit dem Pericard durch einen engen Gang (*Renopericardialgang*) in Verbindung oder erlangt diese Verbindung sekundär (z. B. *Loligo* u. a.). Während die Gonadensäcke der *Eulamellibranchiaten*, *Gastropoden* und *Placophoren* nur während

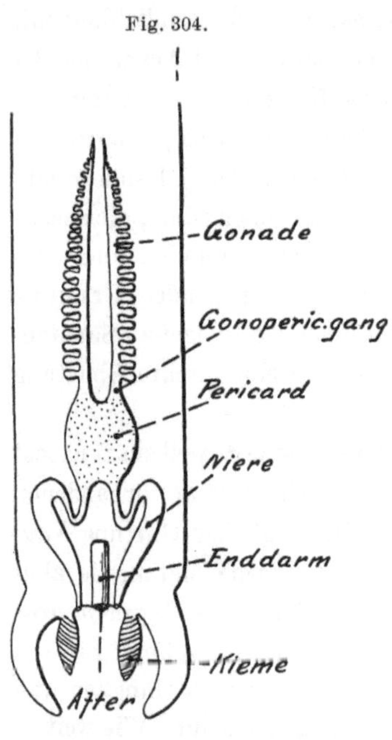

Schema der Lagebeziehungen von Gonade, Pericard, Niere und Enddarm bei Solenogastres (Chaetoderma) (nach WIRÉN 1912 u. HEIDER 1913 kombiniert).
C. H.

der Embryonalzeit eine Verbindung mit dem Pericard (*Gonopericardialgang*) besitzen, die sich bei erwachsenen Tieren schließt, bleiben Pericard und Genitalsack bei den *Solenogastren* (s. Fig. 304) und *Cephalopoden* (s. Fig. 307 bis 310) in mehr oder weniger weiter Verbindung, so daß der Gonadensack bei letzteren zeitlebens als ein Teil des Coeloms erscheint und als *Genitalcoelom* bezeichnet wird.

Nicht eindeutig geklärt sind die Verhältnisse der niederen Lamellibranchiaten (*Proto-* und *Pseudolamellibranchiaten*). Nach einer Meinung sendet das Pericard hier (z. B. bei *Lima*) zwei seitliche dorsoventral verlaufende Zipfel aus, die in die Gonade da einmünden, wo von ihnen die Nierentrichter abgehen (× in Fig. 305), so daß hier eine *Gonopericardialverbindung* erhalten bleiben würde. Hingegen wird von anderer Seite behauptet, die seitlichen Zipfel des Coeloms seien in ihrer ganzen Länge *Renopericardialgänge* (× × in Fig. 305 würde hiernach den Anfang des Renopericardialgangs darstellen), so daß also die Gonaden in diese münden und ein echter Gonopericardialgang nicht existieren würde.

Auch unter den *Gastropoden* findet sich bei einigen erwachsenen Prosobranchiern, so *Neritiden, Calyptraeiden*, ein Gonopericardialgang, der jedoch dem embryonalen der übrigen Gastropoden wohl sicher nicht homolog ist, da er aus dem Renopericardialgang der rechten (ursprünglich linken), rückgebildeten Niere hervorgeht, die sich zum Gonoduct umbildet.

Das *Pericard* umschließt, wie sein Name besagt, vor allem das Herz; es entsteht aus paarigen Anlagen, die meist (mit Ausnahme der *Pulmonaten*, bei denen nur *eine* Anlage entsteht), aufeinander zuwachsen, ein Mesenterium bilden und schließlich zu einem einheitlichen Raum miteinander verschmelzen. Stets findet sich seine Anlage in der Gegend des Enddarms und zwar meist ursprünglich dorsal von ihm; bei der Mehrzahl der *Lamellibranchiaten* und den niederen *Prosobranchiaten* umwächst das Pericard einen Abschnitt des Enddarms, und der zwischen der inneren Pericardwand und der Darmwand liegende ringförmige Teil des Blastocoels entwickelt sich zum Hohlraum des Herzens; in diesen Fällen wird dann das Pericard auch von einer Strecke des Darms durchzogen. Interessant erscheint es, daß gerade bei den höchstorganisierten Mollusken, den Cephalopoden, das Coelom eine viel ansehnlichere Ausdehnung zeigt, was als ein primitives Verhalten betrachtet wird. Auch bei einzelnen *Opisthobranchiaten, Prosobranchiaten* (z. B. Neritiden) und *Lamellibranchiaten* (z. B. *Lima?*) kann das Coelom eine größere Ausdehnung erlangen und zuweilen Magen, Darm und Leber überziehen.

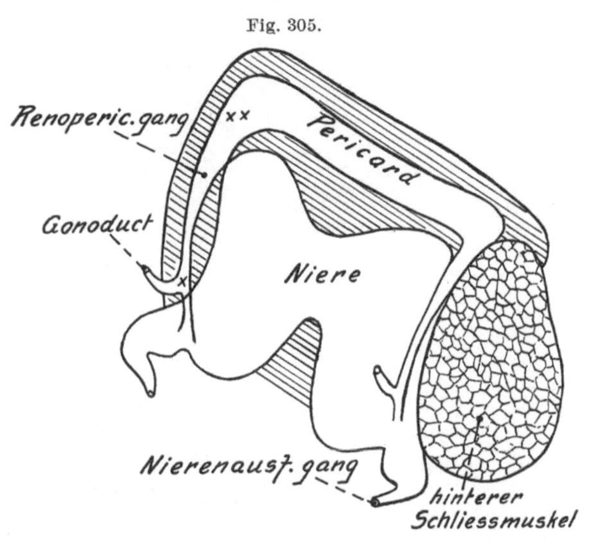

Schema des Coeloms und der Nieren von Lima. Erklärung der Zeichen × und ×× im Text (nach Odhner 1912).			v. Bu.

Auch bei den *dibranchiaten Cephalopoden*, deren Entwicklung wir kennen, entsteht die Pericardanlage übereinstimmend in der Form paariger Spalträume im Mesoderm, in der Gegend des Enddarms, zunächst ziemlich weit voneinander entfernt, nahe den paarigen Herzanlagen (s. Fig. 306); zugleich mit diesen wachsen sie einander bis zur Berührung entgegen und bilden an der Berührungsfläche ein nur kurz bestehendes dorsales Mesenterium, durch dessen Schwinden ein *unpaares Pericard* sich bildet, welches die nun auch unpaare Herzanlage bei den *Decapoden* vollständig, bei den *Octopoden* nur von oben her umschließt. Im Mesenterium wird auch die Anlage der Geschlechtsdrüse zuerst als solche von dem umgebenden Gewebe unterscheidbar, die

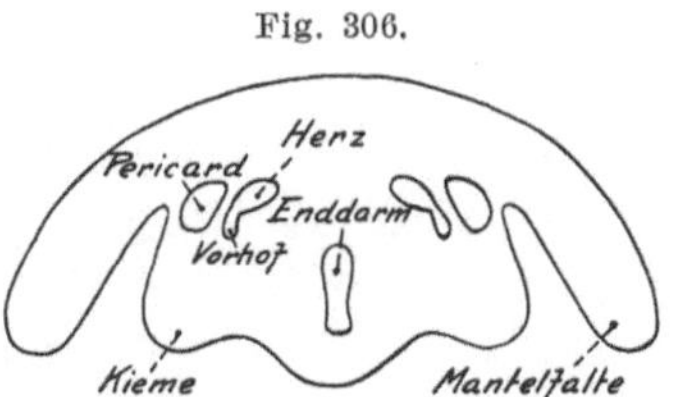

Schema von Herz- und Pericardanlage bei Loligo (nach Naef 1909).			C. H.

sich mit Rückbildung des Mesenteriums in das Coelom vorstülpt und nun von dessen Wand allseitig umgeben wird (s. Fig. 308). Der Coelomraum, in den sie dann frei hineinhängt, wird, wie oben erwähnt, als *Genitalcoelom* bezeichnet und ist als Homologon des Gonadensacks der übrigen Mollusken aufzufassen. Er bleibt — wie erwähnt — mit dem in der Umgebung des Herzens liegenden Anteil des Coeloms stets in offener Verbindung, die durch eine erst postembryonal entstehende niedere, circu-

läre Falte (*Genitalseptum*) sehr wenig eingeengt wird (s. Fig. 307*A* und 308). Weiter
vergrößert sich das Coelom bei den *Decapoden*, indem es seitlich von der Gonadenan-

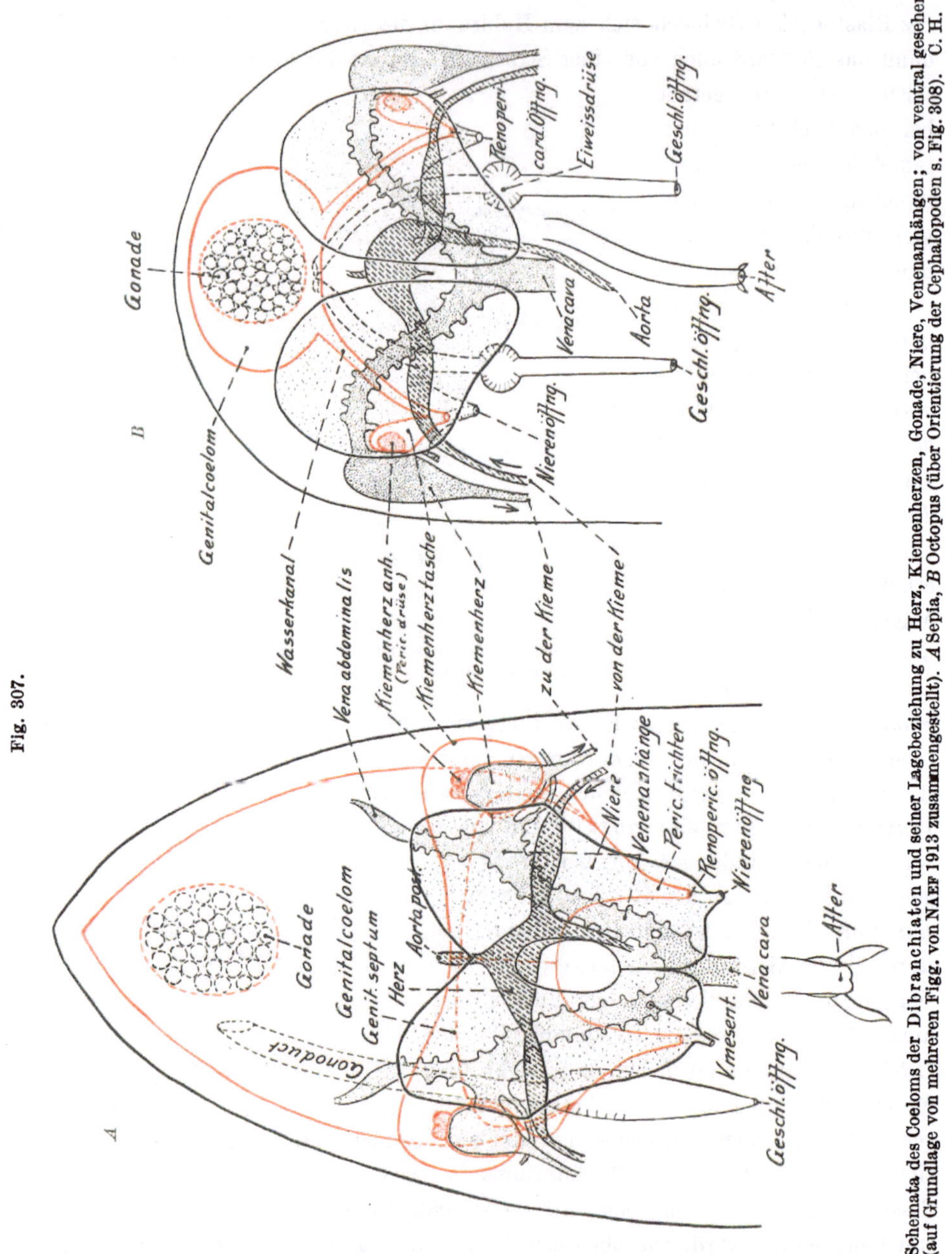

lage gegen den Vorderdarm vorwächst und Magen und Blindsack mit seinem Epithel
überzieht (Fig. 308). So entsteht auch hier ein Mesenterium, welches nur als schmales,
von Lücken durchsetztes Ligament erhalten bleibt und mit dem die Gonaden um-

schließenden das *Gastrogenitalligament* (Fig. 308) darstellt; es verbindet alle diese
Organe mit der dorsalen Körperwand. Seitlich erstreckt sich das Coelom ferner auch
auf die Kiemenherzen, die sich in das Coelom einstülpen und von seinem Epithel
umgeben werden, sowie auf ihre im Coelom entstehenden Anhänge — die *Pericardial-*
drüsen — als *Kiemenherztaschen* (Fig. 307 *A*); durch an ihrem Grunde vorspringende
Falten werden sie von dem das Herz umgebenden Coelomanteil mehr (*Oegopsiden*)
oder weniger (*Myopsiden*) abgegrenzt. Ferner zieht sich das Coelom in zwei zipfel-
artige Fortsätze aus, die jederseits in die beiden Nieren (Harnsäcke) etwa an der
Stelle münden (*Renopericar-*
dialöffnungen), wo von ihnen
die Ureteren entspringen (Figur 307 *A*).

Bei den *Octopoden* (Fi-
gur 307 *B*) erlangt, wie wir
sahen, das Coelom von vornherein keine so große Ausdehnung wie bei den Deca-
poden, indem sein pericardialer Teil das Herz nie ganz
umgibt; auch lateral breitet
es sich nicht so weit aus
wie bei jenen und umschließt
hier nur die *Kiemenherzan-*
hänge (*Pericardialdrüsen*) als
Kiemenherztaschen, die zunächst mit dem übrigen Coelom in weiter Verbindung
stehen. Bei fortschreitender
Entwicklung des Tieres vergrößert sich die Gonade und
ihre Umgebung, während das
pericardiale Coelom, indem
es im Wachstum zurück-

Fig. 308.

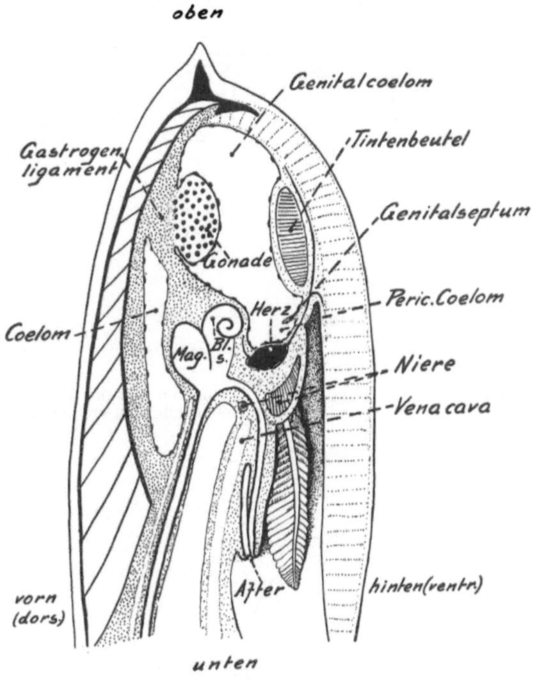

Sepia. Schematischer Medianschnitt durch den oberen Teil des
Körpers. — Die Figg. der Cephalopoden sind stets so orientiert, daß
die Tiere auf dem Kopf stehen und demgemäß apical = oben,
dorsal = vorn, ventral = hinten ist (nach NAEF 1913, etwas verändert). C. H.

bleibt, sich immer weiter vom Herzen zurückzieht, so daß schließlich von ihm
außer den Kiemenherztaschen, die durch die gleichfalls erhaltenen *Renopericardial-*
öffnungen in die Nieren münden, nur zwei enge Kanäle — *die Wasserkanäle* — erhalten bleiben, welche die Verbindung des Pericards mit der Gonade herstellen
(s. Fig. 307 *B*). *Cirroteuthis, Opisthoteuthis, Ocythoe* und wahrscheinlich auch noch
anderen Octopoden fehlt ein Wasserkanal oder er ist nur rudimentär vorhanden.

Das *Coelom von Nautilus* (Fig. 309 u. 310) ist noch ausgedehnter als das der
Decapoden; es scheint gleichfalls aus paarigen Säcken entstanden und hat sich nicht
nur im Umkreis des Herzens, der Gonade und des Magens, sondern auch im Gebiet

von Leber und Enddarm ausgebreitet und diese mit seinem Epithel überzogen
(s. Fig. 309), während der Blindsack, im Gegensatz zu den Decapoden, außerhalb

Fig. 309.

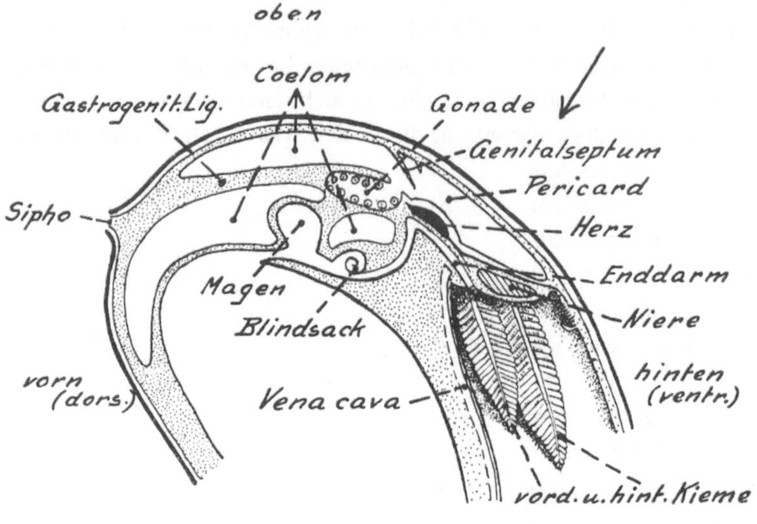

Schematischer Medianschnitt durch den oberen Teil des Körpers von Nautilus zur Demonstration des Coeloms (nach Figuren von Naef 1913).   C. H.

Fig. 310.

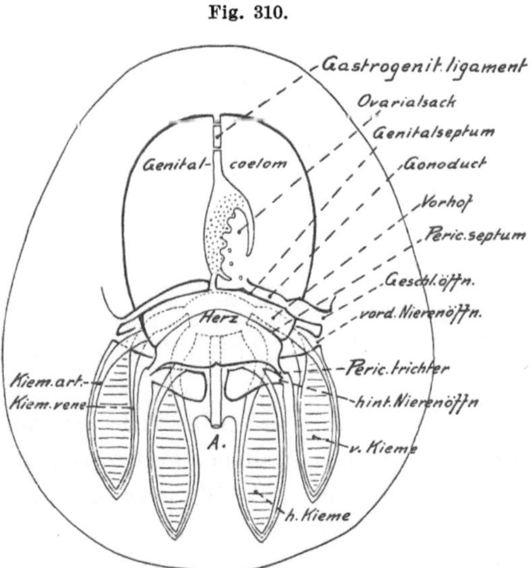

Schematische Darstellung der Coelomverhältnisse von Nautilus von oben gesehen (nach Naef 1913).   C. H.

liegt; ferner erstreckt es sich auch in den Sipho, diesen in seiner ganzen Länge durchziehend (es soll jedoch nicht median, sondern etwas seitlich in ihn eintreten und ist daher auf Fig. 309 nicht zu sehen).

Das die beiden Coelomhälften median trennende bandförmige *Gastrogenitalligament* (Fig. 309 u. 310) entspricht wohl sicher dem der Decapoden (Fig. 308), und beide Bildungen scheinen, wie schon erwähnt, auf ein dorsales Mesenterium rückführbar. Es befestigt die Gonade und den Darm an der Dorsalwand in der Gegend des Sipho. Durch teilweise Reduktion des Ligaments treten auch hier rechte und linke Coelomhälften miteinander in Verbindung. Die Scheidung des pericardialen vom genitalen Coelom hingegen ist bei *Nautilus* viel schärfer ausgeprägt, dadurch, daß die sie trennende Scheidewand, das *Palliovisceralseptum* (= *Genitalseptum*), als ein viel tiefer, bis nahe an das Herz sich erstreckendes, schief in das Coelom vorspringendes Septum ausgebildet ist (s. Fig. 309 u. 311).

Fig. 311.

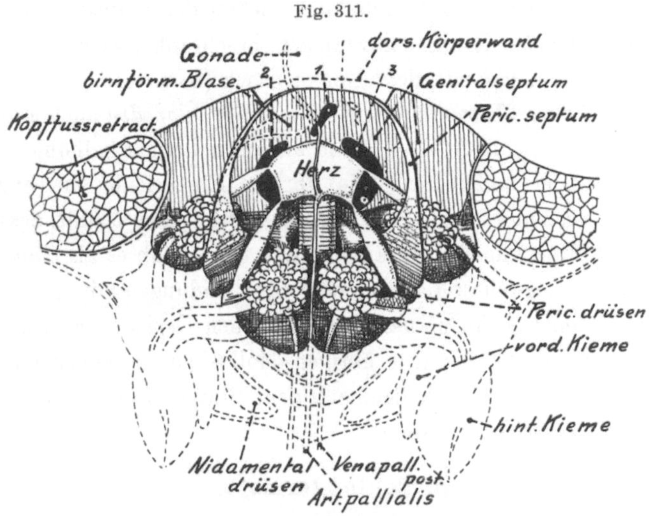

Analer Organkomplex von Nautilus von hinten und oben gesehen, etwa in der Richtung des Pfeils auf Fig. 309 (nach NAEF 1913). C. H.

Eine vollständige Trennung findet jedoch auch hier nicht statt, da das Septum drei Löcher aufweist (Fig. 311, *1—3*); ein kleines über dem Herzen und zwei größere rechts und links neben ihm liegende. Man war geneigt, dieses Septum der Cephalopoden als Dissepiment aufzufassen, was jedoch schon darum nicht möglich ist, weil es spät, erst mit der Ausbildung der Geschlechtsgänge, die in ihm vorwachsen, auftritt und auch in der Art seiner Genese als sekundäre Bildung zu betrachten ist. Ein zweites, kleineres Septum innerhalb des Pericardialraums von *Nautilus*, das Pericardialseptum (Fig. 309—311), sei nur kurz erwähnt, da es ohne weitere vergleichend anatomische Bedeutung scheint; es dient wahrscheinlich als Aufhängeapparat der vorderen Nieren.

Fig. 312.

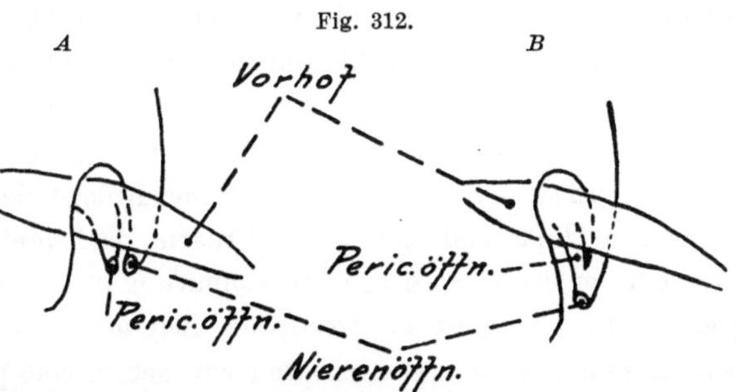

Lagebeziehungen von Nieren- und Pericardöffnung zueinander und zum Vorhof: *A* Nautilus, getrennte Öffnung der hinteren Niere und des Pericards; *B* Octopode. Gemeinsame Öffnung von Niere und Pericard (nach NAEF 1913). C. H.

Dicht nach innen von jeder der beiden analen, hinteren (auch als vordere oder obere bezeichneten) Nierenöffnungen von *Nautilus* findet sich eine zweite, schlitzförmige Öffnung (Fig. 312 *A*), durch welche die Pericardialhöhle hier getrennt von der Niere in die Mantelhöhle mündet. Dieser Zustand ist als sekundärer aufzufassen und scheint von einem dem der Dibranchiaten ähnlichen (bei denen die Ausmündung eine gemeinsame ist, Fig. 312 *B*) dadurch entstanden zu sein, daß die die Öffnungen trennende Scheidewand weiter nach außen vorwächst.

Wir ersehen aus dem Gesagten, daß das Coelom der Mollusken sich meist auf den das Herz umgebenden Raum, das Pericard, beschränkt, welches nur bei Solenogastren und Cephalopoden mit dem Gonadensack (bzw. -coelom) in Verbindung bleibt, und bis auf einige Einzelfälle nur bei den *Cephalopoden* auch andere Organe ganz oder teilweise umschließt. Der Raum zwischen Pericardialhöhle und Körperwand wird, soweit er nicht durch die übrigen Eingeweide eingeengt ist, von mesenchymatischem Bindegewebe mesodermalen Ursprungs erfüllt, dessen Lückenräume zu bluterfüllten Lacunen zusammenfließen, weshalb es als *Hämocoel* zu bezeichnen ist. Indem sich diese Lacunen oder Sinusbildungen mit epithelialen Wänden umgeben, gehen aus ihnen, namentlich bei den *Cephalopoden*, zum Teil Gefäße hervor, während sie bei den übrigen Mollusken im allgemeinen sinuösen Charakter behalten. Sie gehören demnach dem Blutgefäßsystem an und werden bei diesem näher besprochen werden.

6. Echinodermata.

Einleitung.

In ihrer Coelomentwicklung zeigen die *Echinodermen* so bedeutsame Übereinstimmung mit einigen Gruppen der Oligomeren, daß ihre verwandtschaftlichen Beziehungen zu diesen zweifellos erscheinen. Die Coelombildung tritt sehr frühzeitig auf und vollzieht sich im allgemeinen auf eine Weise, welche an jene gewisser Enteropneusten erinnert, und zwar zeigen sich auch hier, ähnlich den Enteropneusten, verschiedene Modifikationen, auf die noch eingegangen werden soll, nachdem als typischer Fall der der *regulären Echinoiden* geschildert worden ist.

Hier, sowohl wie bei einigen *Asteriden* und *Ophiuriden*, schnürt sich das Apicalende des Urdarms als eine unpaare hohle Anlage des Coeloms ab (s. Fig. 313 *A*), welche dann links und rechts vom Urdarm nach hinten auswächst und sich bald durch eine mediane, vordere Durchschnürung in eine rechte und linke Anlage teilt (Fig. 314 *A*). (Bei *Ophiura brevispina*, *Asterias rubens*, *miniata*, *Cribrella oculata*, *Astropecten aurantiacus* entsteht von vornherein eine paarige Anlage.) In der weiteren Entwicklung schreitet die linke Anlage rascher fort. Von beiden Anlagen schnürt sich zunächst jederseits die hintere Partie als selbständige Blase ab (*Enterocoelblasen*, *Somatocoel*, oder *rechtes* und *linkes hinteres Coelom*), welche als flache, scheibenartige Gebilde (*Lateralscheiben*) dem Mitteldarm rechts und links anliegen (Fig. 313 *B*). Diese Somatocoelscheiben werden später zur Leibeshöhle des fertigen Echinoderms.

Der abgetrennte vordere Teil der linken Anlage schwillt in seinem vorderen und ebenso seinem hinteren Abschnitt etwas an, während der sie verbindende mittlere Teil eng bleibt (Fig. 313 *B* u. 314 *C*), so daß diese beiden Anschwellungen durch einen engen Kanal verbunden sind. Die hintere Anschwellung — das *Hydro-coel* — (Fig. 313 *B* u. 314 *C—E*) bildet die Anlage des Ambulacralsystems. Sie wächst später bei den regulären Seeigeln zu einer Scheibe heran, die vom bleibenden Oesophagus durchbrochen und dadurch zu einem Ringkanal umgebildet wird.

Fig. 313.

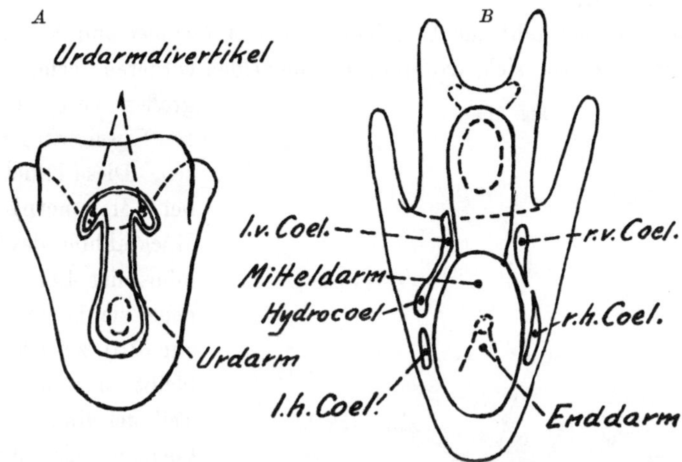

Zwei Pluteusstadien von Strongylocentrotus lividus von dorsal gesehen: *A* Ausstülpung der vorderen unpaaren Enterocoelblase vom Urdarm, *B* Trennung des Coeloms in vorderes, mittleres (Hydrocoel) und hinteres Coelom (nach v. UBISCH 1913). C.H.

Ähnlich liegen in frühen Stadien die Verhältnisse bei *Astropecten aurantiacus* (s. Fig. 315) und anderen *Asteriden*, doch tritt bei ihnen später ein weiterer Raum im Umkreis des Mundes auf, der erst auf S. 449 besprochen wird. Bei den *irregulären Seeigeln* und den meisten übrigen Echinodermen nimmt die Hydrocoelanlage

Fig. 314.

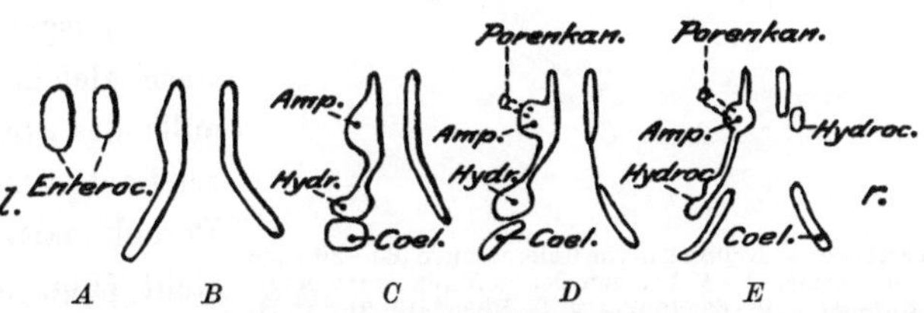

Echinus esculentus, *A—E*, 5 Stadien der Entwicklung des Coeloms und Ambulacralsystems in Dorsalansicht (nach MAC BRIDE 1903). C. H.

an Länge zu, krümmt sich hufeisenförmig und, indem sie den Larvenschlund oder den ihn ersetzenden definitiven Schlund umwächst, wird sie zum ambulacralen Gefäßring. Gleichzeitig entwickelt sie auf ihrer konvexen, nach ventral und hinten gerichteten Wand fünf Fortsätze, die Anlagen der späteren fünf radialen Ambulacralgefäße (die abweichenden Verhältnisse der Holothurien werden später beschrieben).

Der Kanal, welcher das Hydrocoel mit der vorderen Anschwellung (*vorderes*

Coelom oder *Axocoel*) verbindet, entwickelt sich bei *Echinoiden* und *Ophiuriden* zum Steinkanal, die vordere Anschwellung zu dessen Ampulle und dem *Axialsinus.* Diese *Ampulle des Steinkanals* tritt frühzeitig mittels eines etwas links am Rücken der Larve mündenden Kanälchens — *Porenkanal* (Fig. 314 *E*) — durch den *Hydroporus* mit der Außenwelt in Verbindung. Der Hydroporus wird zum *Primärporus der Madreporenplatte.*

Bei den *Asteriden* geht die Entwicklung des *Axialsinus* und *Steinkanals* in etwas anderer Weise vor sich, dadurch, daß die beiden vorderen Coelome zu einer großen vorderen, unpaaren Erweiterung verwachsen. Diese bildet sich bei der Metamorphose mit Rückbildung des Präorallobus der Larve, in welchen sie hineinragt (Figur 315), zurück, und es bleibt nur der hintere Teil des linken vorderen Coeloms als Axialsinus erhalten, aus dessen Wand durch Einbuchtung und spätere Abschnürung der Steinkanal hervorgeht, der einerseits mit dem Hydrocoel, andererseits durch das aborale, erweiterte Ende des Axialsinus (das beim ausgebildeten Seestern gleichfalls als Ampulle des Steinkanals bezeichnet wird) mit dem Porenkanal in Verbindung steht (Fig. 341, S. 446).

Fig. 315.

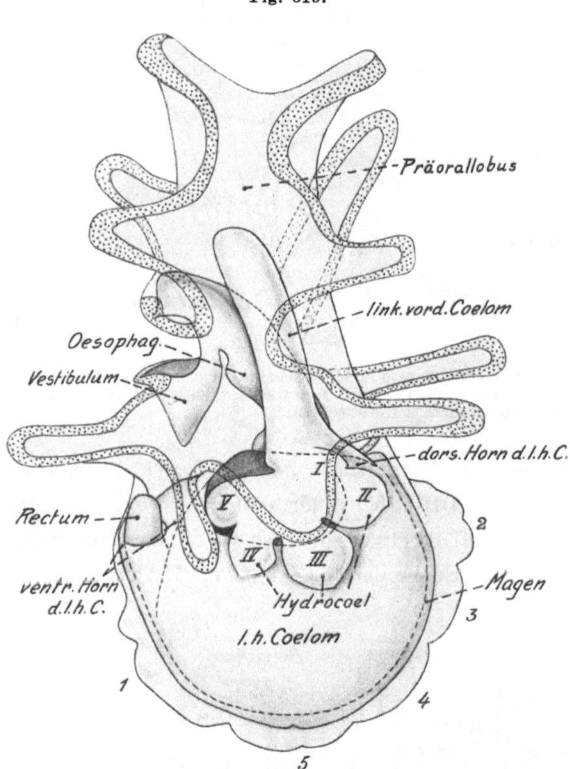

Astropecten aurantiacus, Bipinnaria von links gesehen (60—80 Tage alt), *1—5* Anlagen der Arme, *I—V* Anlagen der radiären Ambulacralgefäße (nach unveröffentl. Orig.-Zeichnung v. S. HÖRSTADIUS). C. H.

Wie bemerkt, bleibt der vordere Abschnitt der rechtsseitigen Anlage in der Entwicklung sehr zurück. Er bildet zwar an seinem Hinterende manchmal eine kleine Anschwellung, die sich auch als eine rechte Hydrocoelanlage ablösen kann (Fig. 314 *E*) und sogar in gewissen Fällen Andeutungen von Radiärgefäßen entwickelt und durch einen Porus nach außen münden kann (z. B. bei den Asteriden: *Porania pulvillus, Asterias rubens* und *glacialis,* gelegentlich *Asterina gibbosa*), dann aber frühzeitig verkümmert; doch kann sich ein Rest von ihr beim Erwachsenen erhalten. Interessanterweise wurden jedoch Doppelmißbildungen von Echinoidenlarven beobachtet, die eine gleichmäßige Entwicklung beider Hydrocoelanlagen zeigten, weshalb es nahe liegt anzunehmen, daß die normalerweise sehr verkümmerte rechte Anlage in der Tat einem ursprünglichen rechten Hydrocoel entspricht.

Die große Ähnlichkeit der drei Enterocoelblasenpaare der Echinodermenlarven: des vorderen (*Axocoel* oder vorderes Coelom genannt), des *Hydrocoels* und des *hinteren Enterocoels* (*Stomatocoel, hintere Coelomblasen*) mit den drei Coelomabschnitten der *Pterobranchier* und *Enteropneusten* hat auch die Coelomabschnitte der Echinodermen als Anlagen dreier Somiten und die Echinodermen daher als dreigliedrige (*trimere*) Formen deuten lassen.

Von den oben geschilderten ersten Entwicklungsvorgängen der Echinoiden wurden die der *Crinoiden*, bei denen sich die hinteren Enterocoelblasen ganz gesondert von den vorderen anlegen, als stark abweichend angesehen, jedoch hat sich gezeigt, daß sich bei den *Asteriden* Übergangsformen finden. Bei *Crossaster*, *Solaster* und *Cribrella* bildet sich nämlich das linke hintere Coelom (bzw. die aus diesem bei anderen Echinodermen hervorgehenden Hohlräume, vor allem das *hypogastrische Coelom* [s. S. 445]) aus einer gesonderten hinteren Ausstülpung des Urdarms, wie bei *Crinoiden*, während das rechte hintere Coelom sich von der rechten vorderen Urdarmausstülpung abschnürt, wie bei den *Echinoiden*, den übrigen daraufhin untersuchten *Asteriden* und meisten *Ophiuriden*.

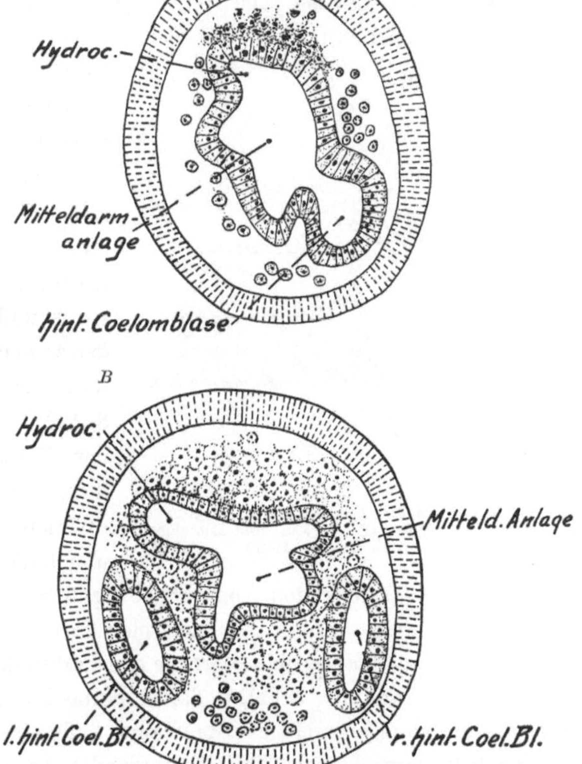

Isometra vivipara. *A* Entstehung von Hydrocoel, Mitteldarmanlage und Coelom, Sagittalschnitt; *B* Abschnürung der hinteren Coelomblasen beendigt, Frontalschnitt (nach MORTENSEN 1920). C. H.

Von Interesse bezüglich der Anklänge an die Verhältnisse der Enteropneusten ist ferner, daß bei *Ophiura brevispina* das linke Hydrocoel durch eine vordere Ausstülpung des linken hinteren Coeloms entstehen soll, und ferner, daß ähnlich der *Tornaria* von Neuengland bei *Porania* und einigen *Asterias*-Arten sich Zellproliferationen am Larvendarm bilden, welche zuweilen an der Bildung des linken hinteren Coeloms teilnehmen sollen; meist allerdings lösen sie sich in Mesenchymzellen auf.

Bei den *Crinoiden* ist der Entwicklungsgang des Coeloms folgender: Der hintere Teil des Urdarms schnürt sich nach Abschluß des Blastoporus von dem größeren vorderen Teil ab (Fig. 316 *A*). Aus ihm entstehen durch eine mediane Einschnürung die beiden hinteren Coelomblasen (die definitive Leibeshöhle Fig. 316 *B*). Von dem vorderen (apicalen) Teil des Urdarms (Hydroenterocoel) schnürt sich das *Hydrocoel* ab; der Rest entwickelt sich zum Mitteldarm weiter (Fig. 316 *A*).

Die Holothurien zeigen eine andere Modifikation (Fig. 317), indem hier der hinterste Teil des Urdarms zum Mitteldarm wird, der vordere (apicale) ganz in der Bildung des Ambulacralsystems und der Leibeshöhle aufgeht, deren Trennung in zwei Coelome oft sehr früh, jedoch manchmal (z. B. *Leptosynapta inhaerens*) auch relativ spät eintritt.

Auf die weitere Entwicklung des bei den *Crinoiden* (ebenso wie bei den *Holothurien*) sich stets unpaar anlegenden Hydrocoels, speziell seiner Verbindung nach außen, muß hier näher eingegangen werden, da es zum Verständnis der definitiven Verhältnisse unerläßlich ist. Die Hydrocoelanlage (s. Fig. 316) sendet schon in frühem Embryonalstadium eine bläschenförmige Ausstülpung — den *Parietalkanal* — nach vorn, der sich sehr bald von ihr abschnürt und, indem er sich in einen engen Kanal (*Porenkanal*) fortsetzt, durch einen Porus (*Hydroporus*) eine äußere Öffnung erhält. Im Laufe der weiteren Entwicklung schließt sich der Hydroporus und öffnet sich erst zur Zeit der Armentwicklung wieder, und zwar im Interradius des Afters (s. Fig. 322, S. 429). Mit dem Hydrocoel erlangt der Parietalkanal durch den von diesem sich ausstülpenden primären Steinkanal von neuem Verbindung und bildet nun mit dem Porenkanal

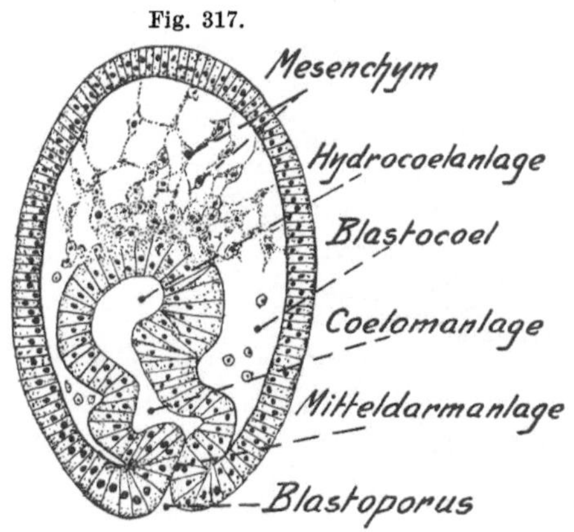

Fig. 317.

Cucumaria echinata. Frontalschnitt. Beginn der Entwicklung von Hydrocoel-, Coelom- und Mitteldarmanlage (nach OSHIMA 1921).   C. H.

zusammen dessen ausleitenden Apparat (s. Fig. 318), entspricht also dem linken, vorderen Coelom der übrigen Echinodermen.

Im *Pentacrinusstadium* obliteriert die den Parietalkanal von der oralen Leibeshöhle trennende Wand (Fig. 318x), so daß er nur noch als Ausstülpung dieses Coelomteils erscheint, in die einerseits der Steinkanal, andererseits der Porenkanal mündet. Auch die beim erwachsenen Tier sich findenden, mehr oder weniger zahlreichen Stein- und Porenkanäle münden in die Leibeshöhle wie der primäre; jedoch entstehen sie ohne Vermittlung eines Parietalkanals, völlig unabhängig voneinander und auch nicht in übereinstimmender Zahl.

Wie sich aus dem Vorstehenden ergibt, ist das merkwürdige Ambulacralgefäßsystem der Echinodermen ein eigenartig entwickelter Teil des Coeloms, weshalb wir es mit diesem gemeinsam besprechen, und zwar zunächst, da sich die definitive Leibeshöhle ihm in mancher Hinsicht mehr oder weniger anpaßt.

Ambulacralsystem (Wassergefäßsystem) der Echinodermen.

Wie in der entwicklungsgeschichtlichen Einleitung soeben dargelegt wurde, geht das Ambulacralsystem in der Regel aus dem mittleren Abschnitt des Coeloms

(*Hydrocoel*) hervor; doch beteiligt sich an seinem Aufbau stets auch der vorderste Abschnitt (die vordere linke Enterocoelblase), indem er den ausleitenden Teil des Systems bildet. Bei voller Entwicklung besteht dieser Gefäßapparat aus einem Centralteil, dem Ambulacralring (*ambulacrales Ringgefäß*), der den Schlund ringförmig umzieht und durch die Madreporenkanäle unter Vermittlung des Steinkanals oder auch mehrerer solcher nach außen mündet; doch kann die direkte Ausmündung rückgebildet werden (allermeiste *Holothurien*). Die Ontogenie erweist aber sicher, daß der erstere Zustand der ursprüngliche ist. Von dem Ambulacralring ziehen die

Fig. 318.

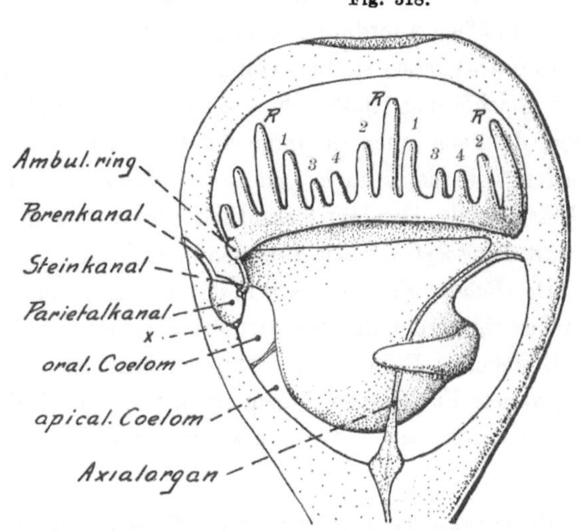

Schema des jungen Pentacrinusstadiums einer Crinoide zur Demonstration des Parietalkanals und der mit ihm zusammenhängenden Organe, sowie der Entstehung der radiären Primärtentakel (*R*) und der interradialen Tentakel (*1—4*) (nach Figg. von LUDWIG 1880 und MORTENSEN 1920 konstruiert). C. H.

radiären Ambulacralgefäße (*Radiärgefäße*) in die Körperradien, indem sie an deren Oral-(Ventral-)fläche verlaufen (s. Fig. 319). Bei Vermehrung der Radien vermehren sich die Radiärgefäße entsprechend. Selten können sie sich völlig rück-

Fig. 319.

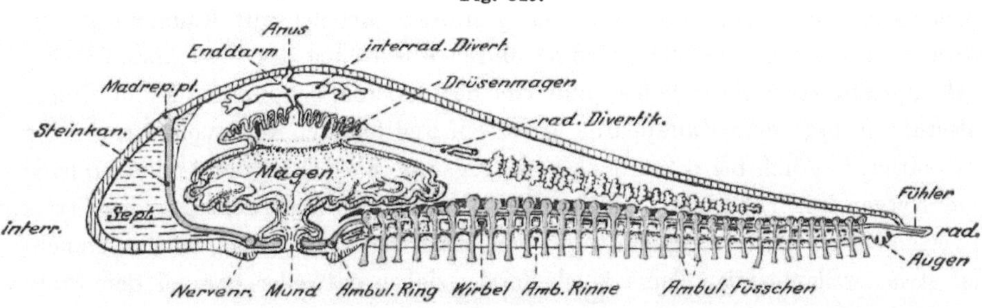

Asterias rubens. Axialer Verticalschnitt (Schema), rechts durch einen Arm, links durch den Interradius des Steinkanals. Ambulacralsystem blau.   Orig. O. B.

bilden (viele erwachsene Synaptiden unter den Holothurien). Von den Radiärgefäßen entspringen beiderseits zahlreiche Zweige, die in die sogenannten *Ambulacralfüßchen* eintreten, deren weiten inneren Hohlraum sie bilden. Die Füßchen stehen daher gewöhnlich in je einer radiären Längsreihe beiderseits der Mittellinie jedes Radius (*Ambulacrum*), die z. B. bei *Asterias rubens* als je zwei Reihen erscheinen, weil die zuführenden Kanäle alternierend länger und kürzer sind, so daß die Füßchen zickzackförmig angeordnet sind (s. Fig. 164, S. 231, links). Bei *Crinoiden* und *Asteriden* finden sie sich in der Ambulacralrinne des Radius; doch können sie sich gelegentlich auch auf die Interradien ausbreiten und die regelmäßige Anordnung sogar ganz verlieren. Selten (gewisse Holothurien, z. B. *Molpadiiden*) gehen sie fast völlig ein. Der feinere Bau der Ambulacralgefäße ist recht gleichförmig, indem ihre meist dünne Wand aus einer Bindegewebslage besteht, der nach innen zu ein gewöhnlich niedriges Wimperepithel aufliegt. Hierzu gesellen sich meist auch Längsmuskelfasern, selten Ringmuskeln. Die farblose *Inhaltsflüssigkeit* besteht wesentlich aus Wasser mit wenig gelöstem Eiweiß und enthält *Amöbocyten*, sowie zuweilen noch sonstige geformte Elemente.

Der *Bau der Füßchen* steht in nächster Beziehung zur Funktion des Ambulacralsystems; sie werden durch Einströmung seiner Flüssigkeit geschwellt und dienen so der Bewegung. Bei gewissen Gruppen erlangen sie jedoch teilweise oder sämtlich noch andere Funktionen, indem sie u. a. bei der Nahrungsaufnahme, der Atmung oder als Tastorgane mitwirken können und dann auch entsprechend umgestaltet werden.

Häufig wird das System auch als *Wassergefäßsystem* bezeichnet, da allgemein angenommen wurde, daß es durch den Steinkanal Wasser aufnehme. In neuerer Zeit wurde diese Ansicht mehrfach bestritten, obgleich andererseits auch bestätigende Versuche für die Wasseraufnahme vorliegen. Es scheint daher, daß wenigstens die Wasseraufnahme nicht ausgeschlossen ist. Daß das Wassergefäßsystem eventuell auch excretorisch wirksam sein kann, scheint gleichfalls möglich.

Der *Ambulacralgefäßring* bildet den Centralteil des Systems und umzieht den Anfang des Oesophagus dicht über dem Mund, also gewöhnlich auch dicht am Nervenring (Fig. 319). Er ist entweder kreisförmig oder, je nach der Zahl der Radiärgefäße, pentagonal bis polygonal gestaltet. Bei den mit Kauapparat versehenen *Echinoiden* (Fig. 320) wird er durch Ausbildung des *Vestibulum* (*Mundhöhle*) apicalwärts emporgehoben und von der äußeren, sekundären Mundöffnung entfernt; er liegt dem Kauapparat apical auf und hat sich auch vom Nervenring weit entfernt. Auch bei den *Holothurien* (Fig. 337, S. 441) ist der Ambulacralring vom Nervenring mehr oder weniger weit nach hinten abgerückt und liegt stets in verschiedener Entfernung analwärts vom Kalkring. Sein Verlauf ist hier manchmal etwas wellenförmig. Seine Muskelfasern ziehen entweder parallel der Ringperipherie, können aber auch queren bis unregelmäßigen Verlauf zeigen.

Vom Ringgefäß der Echinodermen entspringen interradial der oder die Steinkanäle, auf welche wir später eingehen. Mit Ausnahme der Crinoiden können an ihm noch besondere Anhänge auftreten, vor allem blasen- bis schlauchförmige Ausstülpungen, die *Polischen Blasen*. Den *Asteriden* fehlen sie häufig (z. B. *Asterias rubens* und *glacialis*), den *Ophiuriden* (Fig. 150, S. 213) hingegen selten, z. B. *Trichasteriden*; den *Holothurien* kommen sie stets zu. Soweit die Ontogenie aufgeklärt ist (besonders Holothurien) wird ursprünglich nur eine solche Blase gebildet, und ihre Vermehrung scheint erst nach und nach einzutreten. Auch unter den erwachsenen Holothurien finden sich Formen mit nur einer Blase (z. B. *Molpadiiden*, *Deimatiden*, einige Synaptiden, z. B. *Rhabdomolgus ruber* und *Leptosynapta inhaerens*, bei denen sie im ventralen Radius liegt, s. Fig. 337, S. 441). Die Vermehrung geschieht in verschiedener Weise, entweder so, daß solche Organe in mehreren, oft in vier, Interradien auftreten, z. B. bei *Asteriden* und *Ophiuriden*; sie fehlen dann dem Interradius des Steinkanals, können sich aber in diesem auch in Mehrzahl finden, z. B. bei *Ophiactis virens*, zwei rechts und links vom Steinkanal liegende.

Wo sich mehrere Blasen in einem Interradius finden, münden sie meist durch einen gemeinsamen Endgang in den Ringkanal, was darauf hinweist, daß sie aus der Verzweigung einer ursprünglich einfachen Blase hervorgingen. Auf solche Weise

Fig. 320.

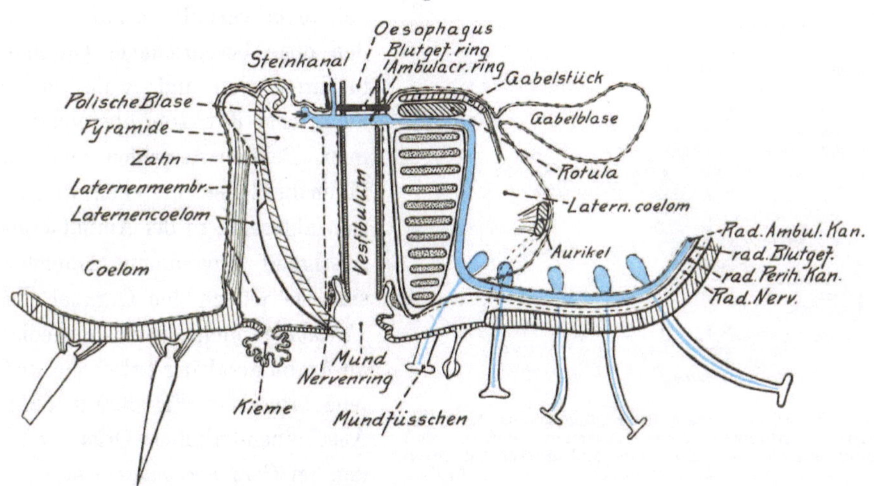

Regulärer Seeigel. Schematischer Axialschnitt durch die orale Seite; rechts durch einen Radius, links durch einen Interradius; Laternencoelom mit Kauapparat; Ambulacralgefäßsystem (blau).
v. Bu. u. C. H.

vermag sich die Zahl der Blasen bedeutend zu vermehren, so bei den Asteriden (*Astropecten*) bis auf 22, bei manchen Holothurien bis auf 50 (gewisse *Synapten*); doch variiert ihre Zahl bei ein und derselben Art meist erheblich. Ihre Größe ist teils mäßig, teils recht bedeutend, besonders bei den *Asteriden* und *Holothurien*. Bei letzteren können sie in einzelnen Fällen die halbe Körperlänge erreichen, bleiben in anderen aber auch sehr klein. Daß die Blase eine Art Reservoir für die Ambulacralflüssigkeit darstellt, scheint zweifellos; hierfür spricht auch ihre starke Muskulatur, die entweder von Ring- oder Längsfasern oder beiden zugleich gebildet wird; auch schraubenförmiger Faserverlauf wurde gelegentlich (*Holothurien*) beobachtet. Ihre genauere Funktion ist indessen in keinem Falle bekannt.

Interradiale Anhangsgebilde, die meist ebenfalls als *Polische Blasen* bezeichnet werden, finden sich in der Fünfzahl bei den *Echinoiden* innerhalb der Laternenmembran (Fig. 320) (ausgenommen alle Spatangiden, gewisse Clypeastriden und Reguläre). Sie sind meist bräunlich gefärbt und bleiben meist klein. Im Gegensatz zu den eigentlichen POLISchen Blasen zeigen sie einen mehr drüsenartigen Bau und bestehen aus einem System verzweigter Röhren, deren blinde Distalenden angeschwollen sind; proximal münden sie in einen gemeinsamen Raum, der mit dem Lumen des Ambulacralringes in Verbindung steht. Ob sie als Respirationsorgane gelten können, wie man annahm, scheint sehr zweifelhaft; (über ihre vermutliche Funktion siehe unten bei Asteriden Näheres). Diesen Organen der Echinoiden ähneln die bei *Asteriden* stets vorhandenen kugeligen kleinen Anhänge (Fig. 321), welche als *Tiedemannsche Körperchen* bezeichnet werden. Sie finden sich gewöhnlich zu einem Paar in jedem Interradius, fehlen jedoch dem des Steinkanals zuweilen. Auch sie sind bräunlich gefärbt und von drüsigem Bau, doch ohne äußere Acini, auch ihr Lumen ist in zahlreiche distale

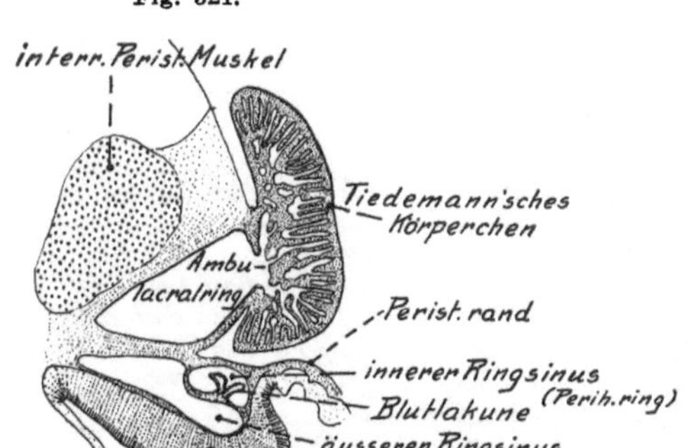

Fig. 321.

Asterias rubens. Interradialer Längsschnitt durch das Peristom, TIEDEMANNsches Körperchen, äußerer und innerer Ringsinus, Ambulacral- und Nervenring (nach LUDWIG 1877).   C. H.

Schläuche verteilt, so daß sie mit den oben beschriebenen Organen in ihrem Bau und wohl sicher auch ihrer Funktion übereinstimmen. Bei den Asteriden sollen in ihnen die Zellen entstehen, welche, sich ablösend, in der Ambulacralflüssigkeit schwimmen. Homolog sind sie jedoch den Organen der *Echinoiden* nicht, weil sie medial an Ambulacralring entstehen und jene lateral (s. Fig. 320 u. 321). Anscheinend ähnliche Organe wurden bei *Gorgonocephalus eucnemus* (Euryalide) gefunden, doch reicht ihre Beschreibung nicht aus, um Sicheres über ihren Bau und ihre eventuelle Beziehung zu den TIEDEMANNschen Körperchen zu berichten; zudem liegen sie radial.

Die radiären Ambulacralgefäße und ihre Beziehung zu den Füßchen. Die Radiärgefäße durchziehen jeden Radius bis zum Ende und setzen sich bei den *Asteriden* (Fig. 319) und *Echinoiden* in die *terminalen Füßchen* fort, die als die primären Ausstülpungen des Hydrocoels auftreten; alle übrigen Füßchen schieben sich mit dem Wachstum der Radiärkanäle zwischen sie und den Ringkanal ein.

Sehr ähnlich sind die entsprechenden Vorgänge bei den *Crinoiden*; auch bei ihnen entwickeln sich die radiären Primärausstülpungen des Hydrocoels zu den *Primärtentakeln* (Fig. 318 *R*), die im Pentacrinusstadium durch das Auswachsen (der Arme und) der Radiärgefäße bis an die Stelle verlagert werden, wo die letzteren sich zweiteilen (s. Fig. 322), um in jede Armverzweigung einen Ast zu senden. Sie bleiben hier noch eine Zeit bestehen und gehen dann zugrunde. Auch in alle Pinnulae setzen sich die Radiärgefäße fort. Sie liegen in den Armen, ebenso wie die der *Asteriden* und *Ophiuriden* nach innen vom Perihämal- (= Hyponeural-)kanal

(Fig. 323); näheres über diese Kanäle s. S. 447. Die Gefäße der Asteriden liegen
jedoch tiefer im Arminnern und verlaufen unter der Naht der Ambulacralplatten

Fig. 322.

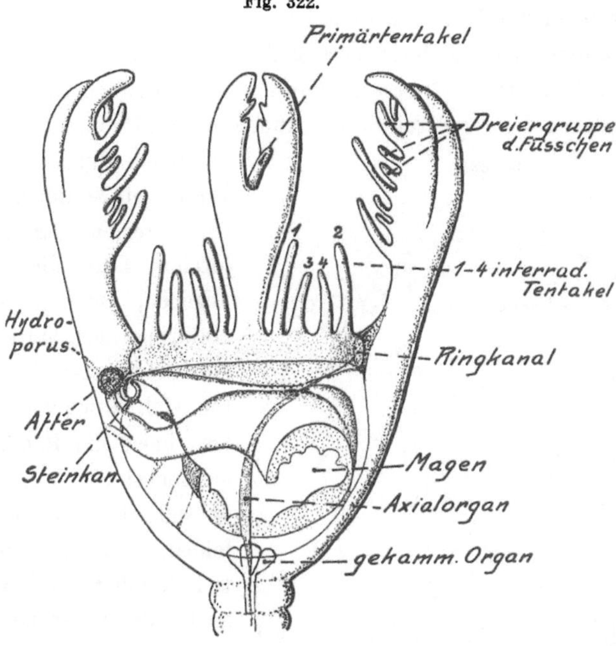

Älteres Pentacrinusstadium von Isometra vivipara mit ausgebildeten Armen
(schematisiert, nach Mortensen 1920.)   C. H.

(Wirbel), wobei die zu den Füßchen beiderseits abgehenden, sich gegenüberstehen-
den Zweige bei den Asteriden zwischen den aufeinanderfolgenden Wirbeln durch-
treten (Fig. 324 *A*), bei den
Ophiuriden aber (Fig. 324 *B*)
die Wirbel durchbohren und
häufig in ihnen Schlingen
bilden. Die *Radiärgefäße der
Echinoiden* liegen gleichfalls
an der Innenseite des Hypo-
neural- (= Perihämal-)kanals
(Fig. 320 u. 325), von diesem
durch das radiäre Blutgefäß
getrennt, und steigen bis zum
Rand des Apicalfelds empor.
Mit der erwähnten Verlegung
des Ringkanals bei den mit
Kauapparat versehenen Echinoiden (Fig. 320) erfährt der

Fig. 323.

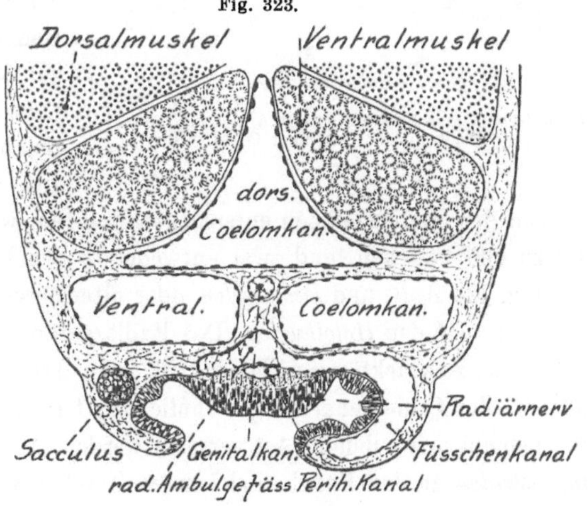

Schematischer Querschnitt durch einen Crinoidenarm,
ambulacrale Hälfte.   Orig. C. H.

Anfangsteil der Radiärgefäße eine Veränderung, indem er, unter (oralwärts von) den Rotulae des Kauapparates hinziehend, die Außenseite des Apparats erreicht und hier auf der Grenze zwischen zwei Pyramiden gegen den Mund hinabsteigt und, die Aurikeln durchsetzend, seine Lage am radiären Perihämalkanal erreicht. Bei den *Spatangiden* wurde durch Verlust des Kauapparats der ursprüngliche Zustand wieder hergestellt. In dieser Hinsicht ähneln auch die Verhältnisse der *Holothurien* denen der regulären Seeigel, indem die fünf vom ziemlich weit hinten gelegenen Ringkanal aufsteigenden Radiärgefäße innen vom Kalkring emporsteigen, an seinem oberen (oralen) Ende die Tentakelkanäle abgeben, um dann außerhalb des Kalkrings nach hinten umzubiegen. Nur die meisten *Synaptiden* verhalten sich abweichend, insofern als bei ihnen die Radiärgefäße rückgebildet sind (s. Fig. 337 S. 441). Daß es sich da, wo die Radiärgefäße fehlen, in der Tat um eine Reduktion handelt, folgt aus der Ontogenie, die meist noch ihre Anlage zeigt; andererseits sollen bei gewissen Synaptiden noch geringfügige Gefäßrudimente als solide Zellstränge erhalten bleiben (*Rhabdomolgus*), und bei *Chiridota laevis* wurden auch am erwachsenen Tier Radiärgefäße festgestellt (s. Figur 330 *E*, S. 435). Über diese Verhältnisse wird später im Zusammenhang mit der Tentakelentwicklung weiteres berichtet werden.

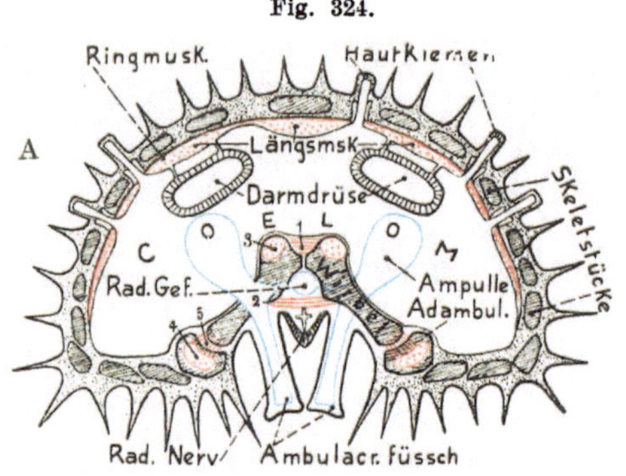

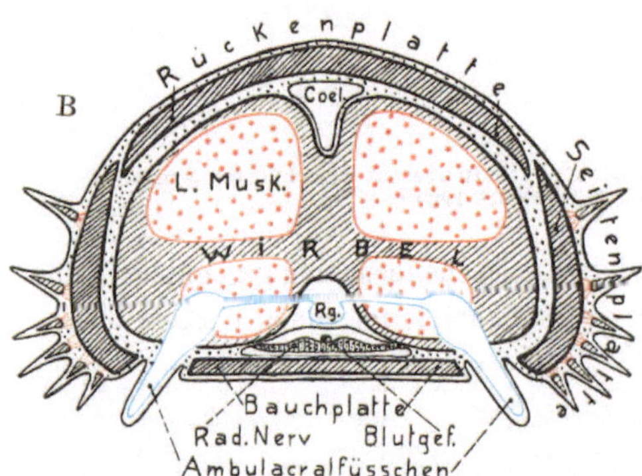

Schematische Querschnitte durch *A* Arm einer **Asteride** (*1—5* Muskeln), *B* Arm einer **Ophiuride**.
Orig. C. H.

Von den Radiärgefäßen entspringen in ihrem weiteren Verlauf beiderseits die Äste zu den Füßchen, und zwar entweder in gleicher Höhe, so *Asteriden, Ophiuriden* (Fig. 324 *A, B*) und *Echinoiden*, oder alternierend bei den *Crinoiden* (Fig. 323) und meist auch den *Holothurien*. Das Radiärgefäß erscheint daher zuweilen (*Crinoiden*) etwas zickzackförmig. Meist tritt jeder Ast zu einem Füßchen, wogegen die Füßchen der Crinoidenarme gewöhnlich in Dreiergruppen stehen (Fig. 322), die von je einem sich teilenden Ast versorgt werden. Auch die bei *Holothurien* und den *Clypeastriden* zu den Füßchen ziehenden Ästchen verzweigen sich häufig und versorgen so eine größere Anzahl von Füßchen.

Eigentümlich modifiziert erscheint der Eintritt der Äste in die Füßchen bei den *regulären Echinoiden* (Fig. 325) und den *petaloiden Füßchen der Irregulären*, indem jeder Zweig die Ambulacralplatten mittels zweier Poren durchsetzt und in die Füßchen eintritt. Wahrscheinlich dürfte dieser Zustand so entstanden sein, daß der ursprünglich einfache Porus schlitzförmig wurde und sich schließlich in zwei endständige Poren teilte. Bei *Asteriden, Echinoiden* und den meisten *Holothurien* findet sich an der Eintrittsstelle der Äste in die Füßchen eine beutelförmige Erweiterung oder Ausstülpung, eine *Ampulle*, die nur durch einen engen Kanal mit der Füßchenhöhle und dem zutretenden Ast des Radiärkanals zusammenhängt (Fig. 324 und 325).

An den mit Doppelporen versehenen Füßchen der Echinoiden sind diese Ampullen stark abgeplattete, breite Gebilde (s. Fig. 325). Im allgemeinen springen die

Fig. 325.

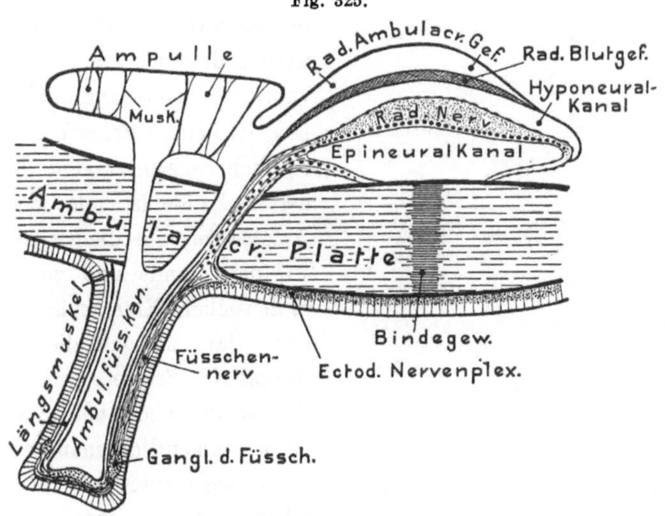

Regulärer Echinoide. Schematischer Querschnitt durch das Ambulacrum (zum Teil nach Cuénot 1891).   C. H.

Ampullen frei in die Leibeshöhle vor; doch können sie sich bei gewissen Holothurien (*Elasipoden*) auch zwischen Corium und Ringmuskulatur ausbreiten und sind dann manchmal verästelt. Da sie als Reservoire für die die Füßchen schwellende Flüssigkeit dienen, deren Eintreiben in diese sie fördern, ist die Wand der Ampullen muskulös. An der stielförmigen Übergangsstelle zwischen Ampulle und Füßchenkanal kann sich ein Sphincter finden (*Holothurien*); bei den *Asteriden* hingegen tritt am Ursprung der Abzweigungsstelle der Füßchenkanäle vom Radiärgefäß ein in die letzteren vorspringendes trichterförmiges *Ventil* (Klappe) auf (Fig. 326), welches den Rückfluß der Flüssigkeit in das Radiärgefäß bei der Schwellung der Füßchen verhindert.

Ambulacralfüßchen (*Tentakel, Papillen*). Die Füßchen selbst sind meist zylindrische Gebilde von großem Ausdehnungs- und Kontraktionsvermögen, deren Distalende fast stets zu einer Saug- oder Haftscheibe verbreitet ist, welche häufig (besonders Echinoiden, weniger Holothurien) durch eine ein- bis mehrteilige Kalkskeletplatte gestützt wird. Die Saugscheibe dient zum Ansaugen der Füßchen bei der Bewegung. Die Größe der lokomotorischen Füßchen schwankt sehr; bei den *Asteriden*, den *regulären Echinoiden* und manchen *Holothurien* werden die Füßchen recht groß, bei den irregulären Seeigeln (besonders den *Clypeastriden*) sind sie ungemein zahlreich, aber sehr klein. Vom typischen Bau der lokomotorischen Füßchen finden sich viele Abweichungen, so bleibt das unpaare distale Füßchen jedes Radius der Asteriden (Fig. 319, S. 425) und regulären Seeigel (Fühler, Terminalfüßchen), von dem schon S. 428 die Rede war, ohne Saugscheibe und ist wesentlich Tastorgan. Bei vielen Holothurien verlieren die Füßchen der Dorsalseite ihre Saugscheibe und werden zu kegelförmigen, zugespitzten Ambulacralpapillen, die an der Bewegung nicht teilnehmen. Tritt diese Umbildung in den zwei dorsalen Radien auf, so werden diese als *Bivium* von den drei ventralen, mit Saugfüßchen versehenen Radien (*Trivium*) unterschieden. Ähnlich zugespitzt sind die Füßchen der im Sande lebenden Seesterne wie *Astropecten*; sie dienen zum Laufen auf dem Sande und zum Eingraben in denselben. Eine große Mannigfaltigkeit erlangen auch die Füßchen der irregulären Seeigel, eine Erscheinung, die jedoch schon bei gewissen regulären (namentlich manchen *Diadematiden*) angedeutet ist, wo sich neben lokomotorischen noch scheibenlose, fadenförmige Tastfüßchen oder *Flagellen* finden.

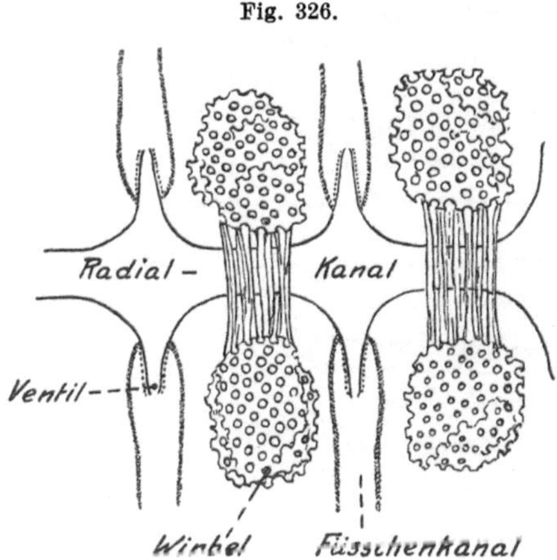

Fig. 326.

Füßchenkanäle der **Asteriden** mit Ventilen. Wirbel durch Muskeln verbunden. Schema (nach LANGE 1876 und Präparat). C. H.

Auch die dem Munde nächsten Füßchenpaare der meisten Regulären (*Mundfüßchen*, Fig. 320, S. 427), die auf der Peristomhaut stehen und als Sinnes-, vielleicht als Geschmacksorgane dienen, sind kürzer als die übrigen. Die Füßchen der irregulären Seeigel werden viel mannigfaltiger. Zu den lokomotorischen, die sich wesentlich auf die Oralfläche beschränken (besonders bei den stark abgeplatteten *Clypeastriden*) gesellen sich fast stets auf der Apicalfläche *Kiemenfüßchen* (*Ambulacralkiemen, Atempapillen*), die auf den hier blattförmig verbreiterten (petaloiden) Ambulacren stehen, jedoch dem vorderen Radius der Spatangiden fehlen. Diese Kiemenfüßchen sind breite, flache, etwa dreieckige, distal zugespitzte Platten (Fig. 327), auf deren Flächen sich quere Falten erheben, weshalb jede Kieme etwas gefiedert erscheint; daß sie tatsächlich zur Atmung dienen, scheint sicher. Die *Spatangiden* besitzen außer den erwähnten gewöhnlich noch zwei besondere Füßchenarten, die wohl beide als Sinnesorgane funktionieren: Erstens die *Pinselfüßchen* (s. Fig. 328), welche an ihrem Distalende in zahlreiche kolbenförmige Fortsätze auslaufen; sie stehen in der Umgebung des Mundes und Afters und sollen auch zum Reinigen und Ausbessern des Atemkanals dienen, von dem noch später die Rede sein wird. Zweitens die *Rosettenfüßchen*, die nur im vorderen Ambulacrum auftreten (Fig. 329). Sie gleichen in mancher Hinsicht den ersteren, indem ihr Distalende in eine Anzahl fühlerartiger Fortsätze ausläuft, die, wie die der Pinselfüßchen, innen von einem Kalkstab gestützt werden und zusammen eine Art Rosette bilden.

Die *Füßchen* der *Ophiuriden* und *Crinoiden* besitzen keine lokomotorische Funktion und daher keine Endscheibe, sondern sind verhältnismäßig klein, wurm- bis kegelförmig und dienen teils als Sinnesorgane, teils wohl auch dazu, die Nahrung zum Mund zu befördern. Bei den recenten Crinoiden stehen sie, wie erwähnt, gleich denen der Asteriden jederseits in der ambulacralen Rinne der Arme und

Fig. 327.

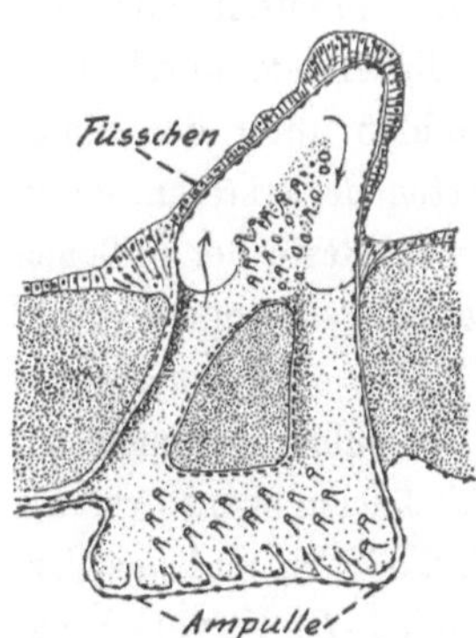

Fig. 328.

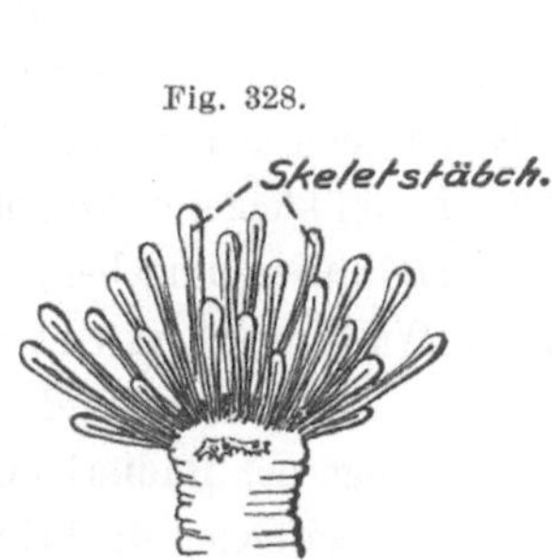

Fig. 329.

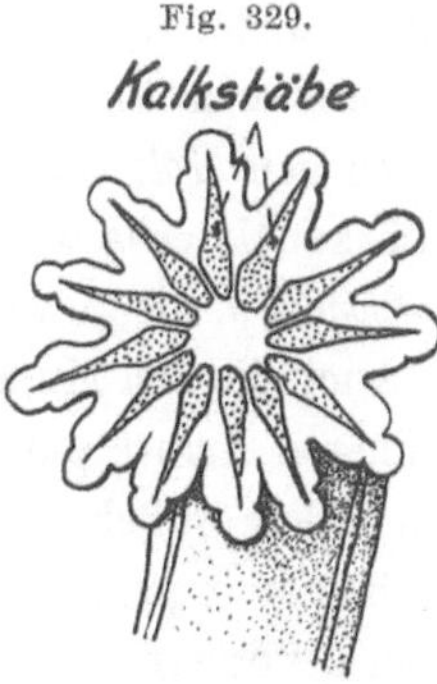

Kiemenfüßchen von Echinodiscus biforis, frontaler Längsschnitt (nach CUÉNOT 1891). C. H.

Pinselfüßchen von Palaeostoma mirabilis (nach LOVÉN 1884). C. H.

Rosettenfüßchen von Spatangus purpureus (nach HAMANN 1887). C. H.

Pinnulae, gewöhnlich in Gruppen von je drei (s. Fig. 322, S. 429), breiten sich aber auch um den Mund aus und werden dann als *Fühler* (oder *Tentakel*) bezeichnet. Die bei manchen Formen (*Antedon, Rhizocrinus*) vorkommende Anordnung der Tentakel zu je vier in jedem Interradius entsteht in folgender Weise. Am Hydrocoel bilden sich zuerst fünf radiale, breite, niedrige Ausstülpungen, die Primärtentakel, die sich in drei Sekundärloben (Fig. 318, S. 425 *R, 1, 2*) teilen, von denen die mittleren und größten (*R*), wie wir sahen, mit den Radiärkanälen distal verlagert werden. Schon vorher waren zwischen den radiären Dreiergruppen in jedem Interradius zwei weitere Tentakel entstanden (Fig. 318, *3, 4*, S. 425), so daß sich nun im Umkreis des Mundes 5 × 4 = 20 Tentakel finden (Fig. 322, S. 429).

Hinsichtlich der Füßchengebilde der ausgestorbenen Pelmatozoen (*Cystoidea* und *Blastoidea*) läßt sich, wie über ihr gesamtes Ambulacralsystem, kaum Sicheres sagen. Die fossilen Crinoiden schlossen sich dagegen in dieser Beziehung wohl den lebenden näher an; doch wird sich schwerlich bestimmt behaupten lassen, daß sie sämtlich mit Ambulacralfüßchen versehen waren.

Wie schon gesagt, beschränken sich die Füßchen gewöhnlich auf die Radien. Von dieser Regel bilden die *Clypeastriden* unter den Echinoiden, sowie nicht wenige *Holothurien* eine Ausnahme. Die sehr kleinen, aber ungemein zahlreichen lokomotorischen Füßchen der Clypeastriden breiten sich auch auf die Interambulacren aus, so daß sie entweder gleichmäßig über die ganze Oberfläche ausgebreitet sind, oder sie stehen in verzweigten, auf der Oberfläche verlaufenden Furchen (*Porenstraßen*). Ähnlich können sich auch die Füßchen und Füßchenpapillen gewisser Holothurien interradial ausbreiten und schließlich unregelmäßig verstreut den ganzen Körper bedecken (z. B. *Holothuria*). Ursprünglich beschränkten sie sich aber auch hier auf zwei Reihen in jedem Radius, wie es sich bei nicht wenigen Formen erhielt. Bei den Holothurien kann ferner die Anordnung im Zusammenhang mit verschiedenen Funktionen der Füßchen vielfach variieren. Vor allem dienen sie zuweilen als *Schwimmapparate*, so bei *Elpidiiden*, bei denen sie an beiden ventralen Körperseiten oder im Umkreise des Mundes durch einen Hautsaum miteinander verbunden sind. In ähnlicher Weise bilden sich auch am Hinterende durch Verwachsung von Papillen *Schwanzanhänge*. Die Füßchen fehlen unter den Holothurien den *Molpadiiden* und *Synaptiden*. Bei manchen Arten der ersteren, deren Radiärkanäle erhalten bleiben, finden sich an deren Ende als Reste der Füßchen *Analpapillen*, die zuweilen noch von kleineren Ambulacralanhängen umgeben sind.

Auch die den Mund der Holothurien umgebenden, als *Fühler* oder *Tentakel* bezeichneten Ausstülpungen des Wassergefäßsystems werden ziemlich allgemein als umgebildete Füßchen betrachtet. Man nahm an, die Tentakel seien ebenso wie die Füßchen stets primäre Abkömmlinge der Radiärkanäle (Fig. 330 *D*), und das Verhalten der *Synaptiden* (Fig. 330 *B*), bei denen die Primärtentakel (*I—V*) vom Ringkanal abgehen, ein sekundäres, weshalb man sie als „*Paractinopoden*" den übrigen „*Actinopoden*" gegenüberstellte. Ganz im Gegenteil aber hat die Entwicklungsgeschichte gelehrt, daß bei *allen* Holothurien die fünf zuerst entstehenden interradialen Ausstülpungen des Hydrocoels, die „*Primärtentakel*" (vgl. Fig. 330 *A*, *C*, *E I—V*), vom Ringkanal aus entstehen und bei den *Actinopoden* erst sekundär mit den entwicklungsgeschichtlich (bis auf den mittleren ventralen) später als sie entstehenden Radiärkanälen in Verbindung treten (Fig. 330 *D*), so daß also *sie* es sind, die eine sekundäre Abänderung erfahren (vgl. Fig. 330 *A*, *B* u. *C*, *D I—V*). (Eine Ausnahme soll *Holothuria floridana* bilden; doch scheint diese Ansicht auf ungenügende Kenntnis ihrer frühen Entwicklungszustände zurückzuführen.) Die *Sekundärtentakel* hingegen (s. Fig. 330 *A*, *C* u. *E 6—10*) entstehen bei den meisten Holothurien (einschließlich *H. floridana*) übereinstimmend in gleicher Anordnung an den Radiärkanälen (Fig. 330 *A*, *C*, *E*), die ja, wie wir wissen, auch bei den Synaptiden mit wenigen Ausnahmen (z. B. *Leptosynapta inhaerens*), wenn auch nur als kurze Stummel angelegt werden (Fig. 330 *A*). In dem einzig bekannten Falle, wo *Radiärkanäle* auch bei erwachsenen Synaptiden erhalten bleiben — bei *Chiridota laevis* (die Entwicklungsgeschichte ist hier nicht bekannt) — gehen die sekundären Tentakel von ihnen ab (Fig. 330 *E*). Bei solchen Synaptiden, deren Radiärkanäle nur

Fig. 330.

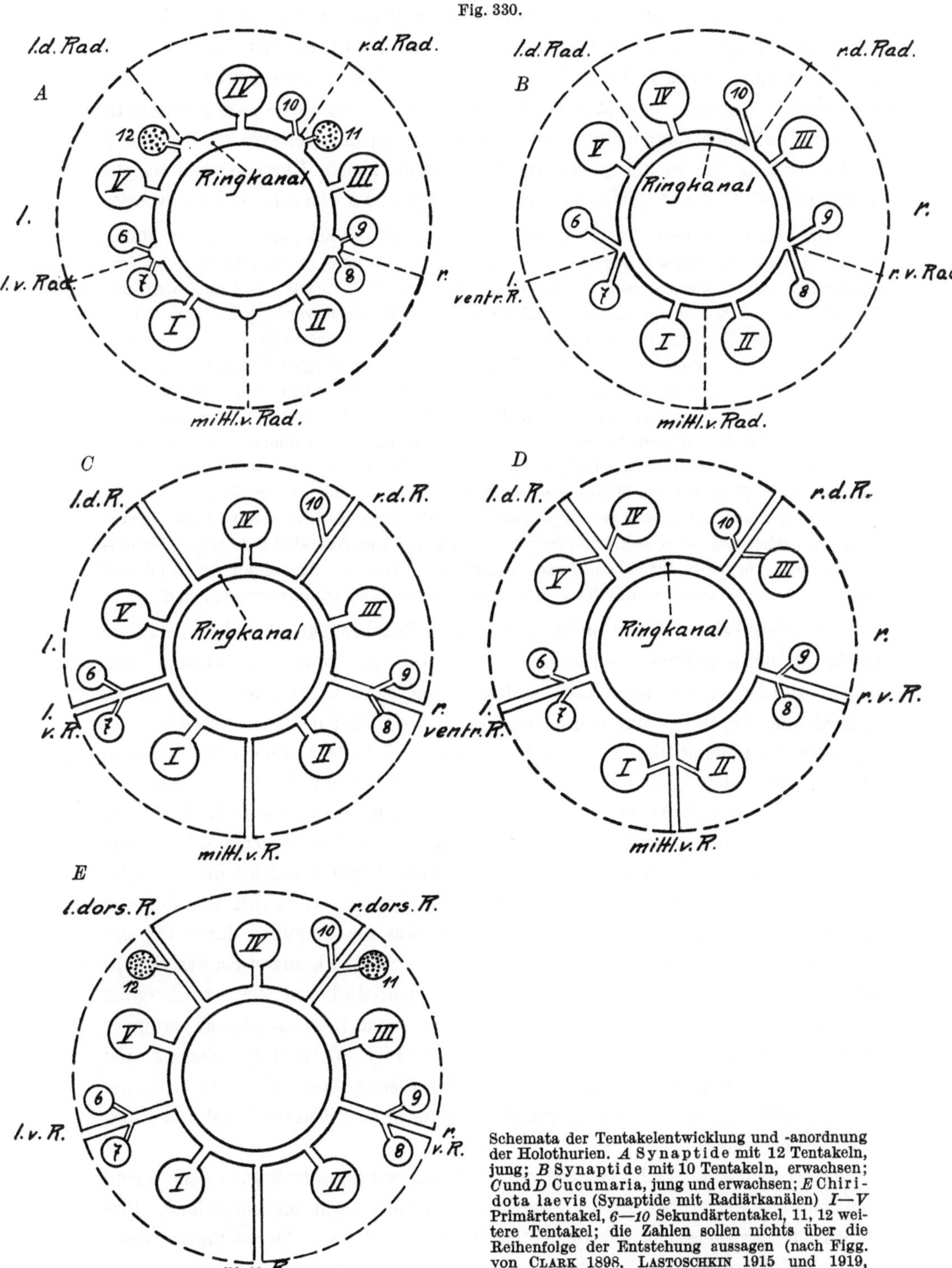

Schemata der Tentakelentwicklung und -anordnung der Holothurien. *A* Synaptide mit 12 Tentakeln, jung; *B* Synaptide mit 10 Tentakeln, erwachsen; *C* und *D* Cucumaria, jung und erwachsen; *E* Chiridota laevis (Synaptide mit Radiärkanälen) *I—V* Primärtentakel, *6—10* Sekundärtentakel, 11, 12 weitere Tentakel; die Zahlen sollen nichts über die Reihenfolge der Entstehung aussagen (nach Figg. von CLARK 1898, LASTOSCHKIN 1915 und 1919, OSHIMA 1921 und S. RUNNSTRÖM 1927).   C. H.

bis zum Kalkring ausgebildet sind, sitzen sie in der Jugend dem Ende dieser kurzen Stummel auf (Fig. 330 *A*) und entstehen endlich auch da, wo Radiärkanäle während der Entwicklung nicht mehr nachweisbar sind, an übereinstimmender Stelle der Körperradien direkt aus dem Ringkanal (s. Fig. 330*B*), und zwar je zwei Tentakel in den ventrolateralen Radien und der fünfte im rechten dorsalen (vgl. die Fig. 330 *A* bis *E*). Daß die Entwicklung weiterer Tentakel die gleiche Übereinstimmung der Anordnung zeigt, sei nur angedeutet und auf die Fig. 330 *A* und *E 11, 12* hingewiesen.

Sehr viel verschiedene Theorien knüpfen sich an die Homologisierung der Tentakel der *Holothurien* mit Organen anderer Echinodermen, auf die zum Teil hier nicht näher eingegangen zu werden braucht, weil sie widerlegt sind. Daß die Primärtentakel nicht den fünf *Zahnsäckchen* der Echinoiden entsprechen, wie auch angenommen wurde, geht schon daraus hervor, daß diese aus dem hypogastrischen Coelom entstehen, wie später (S. 448) gezeigt wird. Die einzige bisher berechtigte Ansicht ist die, daß sie bei den übrigen Echinodermen keine Homologa besitzen und als Neuerwerbungen der Holothurien anzusehen sind. — Der kürzlich ausgesprochenen Vermutung, die *sekundären* Tentakel der Holothurien entsprächen den Primärtentakeln der übrigen Echinodermen, kann man nicht beistimmen, weil diese symmetrisch angelegte, von den fünf Radien entspringende Ausstülpungen des Hydrocoels sind; die sekundären Tentakel der Holothurien hingegen asymmetrisch, nur in drei Radien entstehen. Ferner aber verbleiben sie am proximalen Ende dieser Radien, und die Füßchen entstehen, wo solche auftreten, distal von ihnen, während die Primärtentakel der übrigen Echinodermen sich, wie wir S. 428 sahen, gerade umgekehrt verhalten. Gemeinsam ist also diesen Bildungen nur, daß sie als mehr oder weniger abgeänderte Füßchen anzusprechen sind.

Die Tentakel der Holothurien ähneln den Füßchen zunächst darin, daß sie häufig *Ampullen* besitzen, die nach außen vom Kalkring, an dem sie befestigt sind, liegen. Häufig werden diese lang schlauchförmig und hängen meist frei in die Leibeshöhle. Sie fehlen nur den *Elasipoden* und sind bei den *Dendrochiroten* und *Synaptiden* als kleine Bläschen ausgebildet (Fig. 337, S. 441), die bei den letzteren dadurch ausgezeichnet sind, daß an ihrer Außenwand pulsierende *Peritonealsäckchen* (= contractile Rosetten) gefunden wurden, von denen später (S. 451) die Rede sein wird. Im allgemeinen sind Ampullen da vorhanden, wo Retractormuskeln für das Vorderende fehlen (*Aspidochiroten*) und umgekehrt (*Dendrochiroten*); dies wird dadurch erklärt, daß die gleiche Funktion beider Organe sei, es den Tentakeln zu ermöglichen, sich zum Schutze zurückzuziehen, was die Ampullen durch Flüssigkeitsaufnahme aus den Tentakeln bewirken. Die Tentakel besitzen bei den *Synaptiden* ferner *Ventile* ebenso wie die Asterienfüßchen; sie liegen hier am Übergang des Tentakelhohlraumes in den Tentakelkanal, der ihn mit dem Ringkanal verbindet und treten entweder als eine muskulöse Platte (Fig. 337, S. 441) oder als zwei muskulöse Membranen auf (*Rhabdomolgus*). Sie dienen dazu, den Rückstrom der Ambulacralflüssigkeit aus dem Tentakelhohlraum in den Tentakelkanal und Ringkanal zu verhindern.

Ihrer Funktion als Tastorgane oder nahrungszuführende Organe gemäß sind die Tentakel viel größer als die Füßchen, ja werden sogar bis körperlang. Ihre Zahl ist bei Erwachsenen nie kleiner als 10 und steigt bis zu 30; häufig vertreten sind die Zahlen 12 (bei *Synaptiden*), 15 und 20. Selten sind sie einfach kegelförmige Gebilde und werden bei Größenzunahme entweder zweiseitig gefiedert (*Synaptiden, Molpadiiden*) oder sind distal schildförmig verbreitert (*Aspidochiroten* und *Elasipoden*) oder baumförmig verzweigt (*Dendrochiroten*).

Der Steinkanal. Wie schon früher hervorgehoben, stellt der Steinkanal die Verbindung des Ringkanals und des gesamten Ambulacralsystems mit der Außenwelt her und dient nach der gewöhnlichen Annahme zum Ein- und Austreten von Meerwasser. Wie die Ontogenie lehrt, findet sich ursprünglich stets nur *ein* solcher Kanal; seine häufige Vermehrung ist also stets eine sekundäre. Stets liegen die Steinkanäle interradial. Ihr Name gründet sich darauf, daß in ihrer Wand meist Verkalkungen auftreten (Ausnahmen Crinoiden, viele Echinoiden, z. B. Cidariden und viele Holothurien), die ihnen besonders bei den Asteriden eine harte Beschaffenheit verleihen. Die direkte Ausmündung des oder der Steinkanäle erhält sich bei den *Asteriden* (Fig. 319, S. 425) und *Echinoiden* stets und findet sich immer an der ursprünglichen Apicalfläche, rückt jedoch bei den Ophiuriden weit gegen den Mund herab (Fig. 335, S. 439), indem sie sich in den Mundschildern findet. Unter den *Holothurien* besitzen noch gewisse Elasipoden (z. B. *Kolja hyalina* [eine Öffnung], *Psychopodes* [mehrere Öffnungen]) die direkte Ausmündung des primären Steinkanals im dorsalen Interradius, ferner einige Synaptiden (*Anapta ludwigi* und *amurensis*); bei *Synaptula hydriformis* findet sich außer der oder den beiden äußeren Öffnungen eine innere, ähnlich bei *Synapta vivipara*. Auch wenn der Steinkanal nach innen mündet, kann er mit der Körperwand in Kontakt bleiben (viele *Elasipoden, Molpadia*). Bei allen übrigen hängen die Kanäle dagegen frei in die Leibeshöhle hinein, in die sie münden. Das gleiche gilt für alle *Crinoiden*.

Vermehrung der Steinkanäle ist sehr häufig. Bei den recenten Crinoiden scheint sie stets, doch in sehr verschiedenem Grade, einzutreten. So zeigt *Rhizocrinus* am Ringkanal fünf interradiale Kanäle, *Antedon* dagegen bis etwa 150; häufig finden sich vier in *den* Interradien, die keinen primären Steinkanal besitzen. Auch viele Asteriden und manche Ophiuriden besitzen mehrere Kanäle. Bei letzteren scheint dieses selten vorzukommen, so bei gewissen Euryaliden (*Trichaster*: fünf Kanäle) und *Ophiothrix*-Arten. Häufiger tritt bei den Asteriden Vermehrung auf und läßt sich schon äußerlich erkennen, da sich auch die Mündungsskeletplatte der Kanäle (*Madreporenplatte*) entsprechend vermehrt. Die Vermehrung der Steinkanäle ist nicht notwendig mit einer Vermehrung der Arme verbunden. Es gibt fünfarmige Formen mit mehr als einem Steinkanal und solche mit sehr zahlreichen Armen, die nur einen Steinkanal haben. In anderen Fällen, besonders *Acanthaster*-Arten, findet sich Vermehrung der Arme und der Steinkanäle. Ob sich gelegentlich auch zwei Madreporenplatten und Steinkanäle in demselben Interradius entwickeln können, scheint etwas unsicher.

Auch die *Holothurien* besitzen häufig mehrere, ja viele Steinkanäle (bis 20, 30, ja 60 und 70); die Elasipoden und Molpadiiden jedoch stets nur den primären. Den *Echinoiden* scheint die Vermehrung ganz zu fehlen.

Gewöhnlich besitzt der Kanal ein einfaches, bewimpertes Lumen (Fig. 336); nur bei den Asteriden kann er komplizierter werden, da hier von der Innenfläche seiner Wand eine ihn durchziehende Längsfalte hervorwächst, die sich an ihrem freien Ende auch gabeln und spiralig einrollen kann (Fig. 331). Die stärkere Entwicklung und Verzweigung dieser Falte kann schließlich bei gewissen Formen sogar zur

Zerlegung des Lumens in eine Anzahl röhriger Kanäle führen (s. Fig. 332). Bei den Echinodermen mit direkter Ausmündung des Kanals (*Asteriden, Ophiuriden* und *Echinoiden*) schwillt sein Distalende unter der Madreporenplatte häufig zu einer Ampulle an, von welcher ein einfacher oder zahlreiche Porenkanäle ausgehen, die die Madreporenplatte durchsetzen (Fig. 333). Die Entstehung dieser Ampulle wurde in der Einleitung (S. 422) geschildert. Der Verlauf der Steinkanäle hängt von der Lage der *Madreporenplatten* ab. Da diese bei den Asteriden auf der Apicalfläche interradial zwischen den Armbasen liegen, so steigen die Kanäle senkrecht zu ihnen empor (Fig. 319, S. 425). Entsprechend verhält sich auch der einfache Kanal der regulären Echinoiden (s. Fig. 338, S. 442), der durch die rechte vordere *Genitalplatte* (vgl. Fig. 334 *A*), welche zur Madreporenplatte wurde, ausmündet. Bei den Irregulären (s. Fig. 334 *B*, *C*) beschränken sich die Ambulacralporen entweder ebenfalls auf diese Genitalplatte oder können sich auch auf die benachbarten, ja sogar sämtliche ausdehnen und ebenso auf die *Centralplatte*, seltener auch auf die *Ocellarplatten*. Die Porosität der Centralplatte tritt besonders bei den *Clypeastriden* (Figur 334 *B*) auf, bei denen häufig alle Genitalplatten mit der *Centralplatte* zu einer gemeinsamen Scheitelplatte verwachsen, die völlig von Poren durchsetzt ist. Auch bei den *Spatangiden* (Fig. 334 *C*) kann Verschmelzung der Centralplatte mit der Madreporenplatte, gleichzeitig auch der hinteren Genitalplatte und Ausbreitung der Poren eintreten; doch schwindet hier die Centralplatte nicht selten ganz. Diese bei den Irregulären sehr mannigfaltigen Abweichungen konnten nur angedeutet werden.

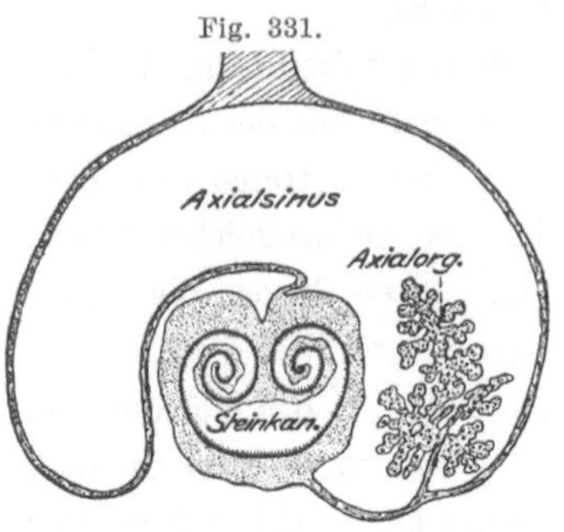

Fig. 331.

Querschnitt durch den Axialkomplex von **Asterias rubens** nach mikrosk. Präparat.   C. H.

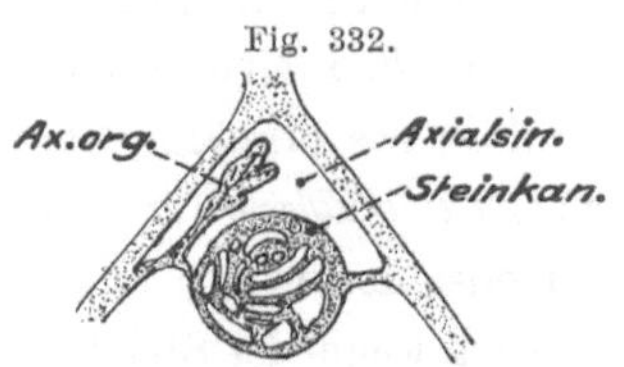

Fig. 332.

Querschnitt durch den Axialkomplex von **Astropecten hystrix** (nach Cuénot 1888).   C. H.

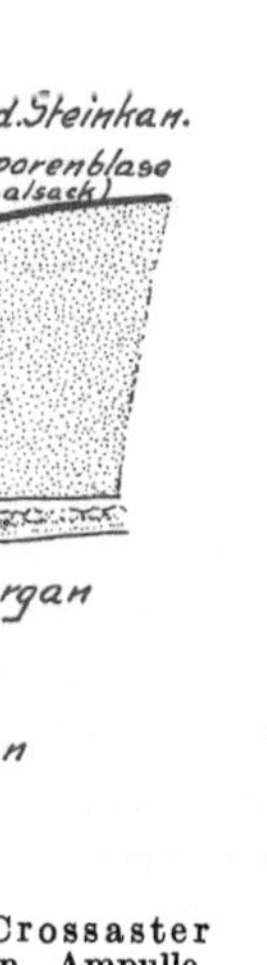

Fig. 333.

Schema des aboralen Endes des Axialkomplexes von **Crossaster papposus** und seine Beziehungen zu Porenkanälen, Ampulle, Madreporenblase, Aboralsinus (nach Gemmill 1920).   C. H.

Im Gegensatz zu den Regulären nimmt der Steinkanal bei den *Spatangiden* einen komplizierteren Verlauf, indem er zuerst längs des Oesophagus hinzieht, dann nach vorn umbiegt, um der oralen Darmschlinge zu folgen; am Beginn des Coecums biegt er nach hinten um, folgt ihm bis ans Ende und steigt endlich in kurzem Ver-

Fig. 334.

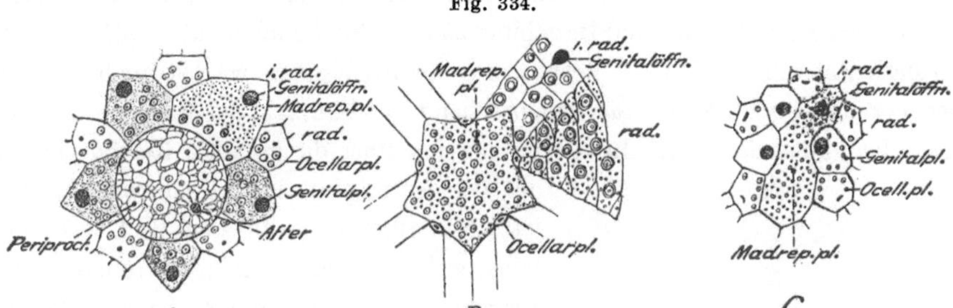

Apicalfeld von Echinodermen. *A* von Strongylocentrotus dröbrachiensis, *B* von Clypeaster rosaceus, *C* von Spatangus purpureus (nach LOVÉN 1873—1875 und 1883).   C. H.

lauf zur Madreporenplatte empor. Auch bei den *Ophiuriden* muß der Kanal wegen seiner Mündung am *Mundschild* abweichend verlaufen, indem er sich vom Ringkanal aus ventralwärts zur Oralfläche hinabbiegt, um dies Schild zu erreichen (s. Fig. 335).

Fig. 335.

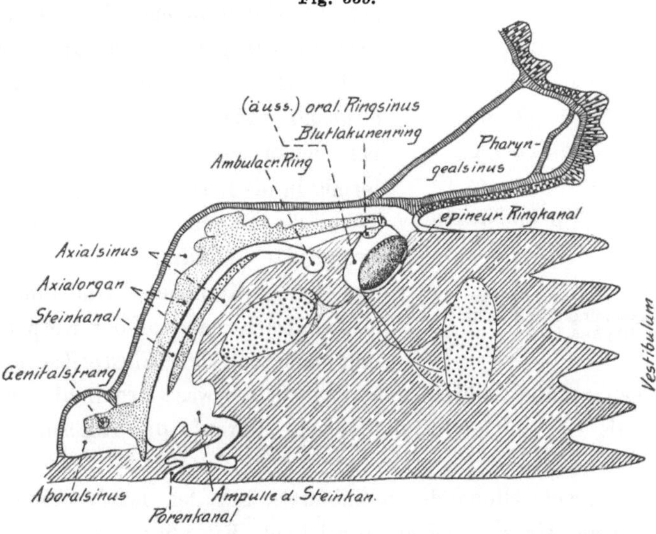

Ophioglypha albida, Vertikalschnitt durch den Interradius des Steinkanals (schematisiert) (nach HAMANN, BRONN, Kl. u. Ordn.).   C. H.

Wie die Ontogenie zeigt, mündet der Steinkanal ursprünglich durch einen einfachen Porenkanal und Porus aus. Dieser Zustand erhält sich selten dauernd, so gewöhnlich bei den *Ophiuriden*, doch kann auch bei ihnen schon Vermehrung der Poren auf 2—8, ja bei *Euryaliden* auf 50 bis mehr auftreten; auch die mit direkter Mündung versehenen *elasipoden Holothurien* besitzen meist einen einfachen Porus.

Die *Asteriden* und *Echinoiden* dagegen zeigen stets eine reiche Vermehrung der Porenkanäle und Poren (Ausnahme *Echinocardium*, das nur einen besitzt), weshalb ihre Madreporenplatten, wie oben geschildert, siebförmig durchlöchert erscheinen. Die frei in die Leibeshöhle mündenden Steinkanäle der *Crinoiden* münden durch einen einfachen Porus. Die Verbindung mit der Außenwelt stellen die Kelchporen dar, über deren Entstehung und Beziehung zu den Steinkanälen auf S. 424 ausführlicher berichtet wurde. Mit der Vermehrung der Steinkanäle wächst auch die Zahl dieser Poren, so bei *Rhizocrinus*, entsprechend der Fünfzahl der Kanäle, auf fünf, bei *Antedon* und anderen auf Hunderte, die sich über die gesamte Kelchdecke bis auf den Armbeginn erstrecken können. Auf letzterem führen sie in den Teil des Coeloms, welcher vom Genitalkanal (oder- sinus) ausgeht, den wir später kennen lernen werden. — .Auf die schwierige Frage der Existenz entsprechender Poren bei den fossilen Pelmatozoen einzugehen, würde zu weit führen.

Jeder in die Leibeshöhle mündende Kanal der *Holothurien* endet mit einem porösen Endköpfchen (*Madreporenabschnitt*, *Madreporenköpfchen*), das auch verkalkt ist (s. Fig. 337). (Eine Ausnahme machen *Rhabdomolgus ruber* und *Leptosynapta minuta*, bei denen der Steinkanal sich trichterförmig in die Leibeshöhle öffnet [s. Fig. 336]). Wenn die Kanäle sich verzweigen (manche Synaptiden), besitzt jedes ihrer Ästchen ein solches Köpfchen. Die allmähliche Ablösung des Kanals von der Körperwand läßt sich noch bei den *Elasipoden* und *Molpadiiden* verfolgen; dabei bildet sich zunächst etwas proximal vom Distalende des Kanals ein solches Endköpfchen, worauf die Ablösung allmählich eintritt.

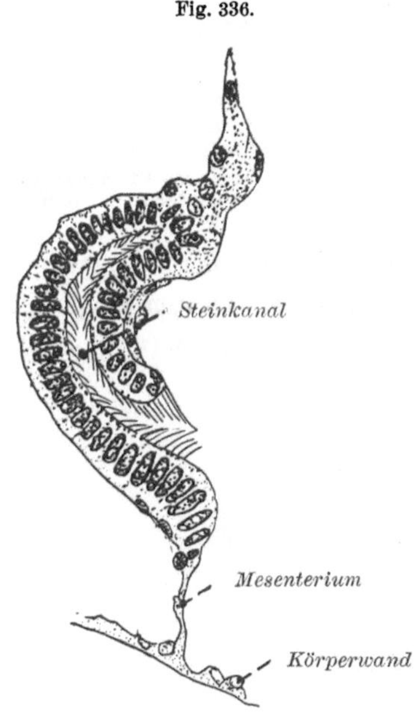

Rhabdomolgus ruber, Längsschnitt durch den Steinkanal und sein Mesenterium (nach BECHER 1907).   C. H.

Die blasige Anschwellung des Steinkanals, aus der das *Madreporenköpfchen* entsteht, wurde als *Madreporenblase* bezeichnet, hat aber mit dem allgemein so genannten Organ, welches zuweilen auch *Dorsalsack* (dorsal sac) genannt wird (s. S. 450 und Fig. 333, S. 438), sicher nichts zu tun. Die Angaben über ihr Entstehen schwanken, teils wird sie als Rest des vorderen Enterocoels, teils als sekundäre Ausstülpung des Steinkanals gedeutet. Die erstere Ansicht scheint, sowohl nach den vorliegenden Beobachtungen, als auch im Hinblick auf die Verhältnisse der übrigen Echinodermen die wahrscheinlichere.

Während bei den *Crinoiden* der Eintritt von Seewasser in das Coelom und so

mittelbar in das Ambulacralsystem sicher scheint, ließ sich dies bei den Holothurien, entgegen früheren Annahmen, nicht nachweisen, abgesehen von einem
neueren Befund, der ein bis mehrere interradiale Porenöffnungen des Coeloms dicht
beim After einer Synaptide (*Labidoplax*) feststellte, die aber wesentlich zur Ausfuhr
von Coelomflüssigkeit dienen sollen; auch bei der Molpadiide *Caudina* wurden solche
Poren gefunden.

Fig. 337.

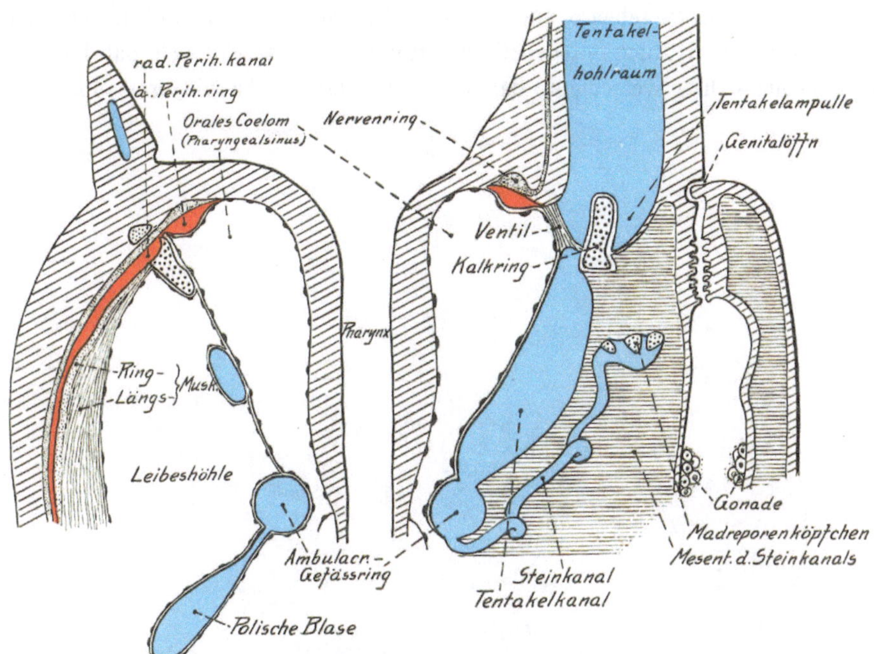

Vorderende einer Synaptide (Leptosynapta inhaerens). Längsschnitt; links durch einen Radius,
rechts durch den Interradius des Steinkanals. Ambulacralsystem blau, äußeres Perihämalsystem rot.
Pharyngealsinus wie beim jungen Tier ohne Muskeln (nach CUÉNOT 1891 schematisiert).   C. H.

Coelom (*Leibeshöhle*).

Wie schon in der Einleitung erwähnt wurde, geht die Leibeshöhle in verschiedener Weise aus den hinteren Coelomanlagen (*Somatocoel, rechte* und *linke hintere
Enterocoelblase* oder *Lateralscheiben*) hervor. Sie erhält sich als ein meist ansehn-
licher, mit Flüssigkeit erfüllter Raum, der den Darm umschließt und in welchen
auch meist die Gonaden und sonstige Organe hineinhängen. Da das Coelom sich
in die Arme fortsetzt, wo solche vorkommen, und aus ihm sowie dem *Axocoel* noch
besondere Coelompartien hervorgehen, so werden die Coelomverhältnisse der ausgebildeten Echinodermen recht kompliziert; dazu kommt, daß die Genese mancher
Körperräume (bzw. Kanäle) noch nicht mit voller Sicherheit festgestellt werden
konnte.

Wie wir sahen, liegen das rechte und linke hintere Coelom, nachdem sie selbständig wurden, meist symmetrisch rechts und links am Mitteldarm der Larve

(s. Fig. 313, S. 421); indem sich ihr Hohlraum erweitert, umwachsen sie später den Darm dorsal- und ventralwärts, so daß die Larve ein dorsales und ventrales Darmmesenterium erhält. Mit der Umgestaltung in die Radiärform und der damit verbundenen Drehung der Achse des Tieres, sowie der teilweisen Neubildung und Umlagerung des Darmes vollzieht sich auch eine mehr oder weniger ausgeprägte Umlagerung beider Coelomräume, und dadurch ändert sich der Verlauf des sie trennenden Mesenteriums.

Bei den *Crinoiden* (ebenso auch bei den *Asteriden* und *Echinoiden*), läßt sich diese Umlagerung deutlich ontogenetisch verfolgen, und es zeigt sich, daß hier das linke Coelom sich so verschiebt, daß es in der Hauptsache die orale oder Am-

Fig. 338.

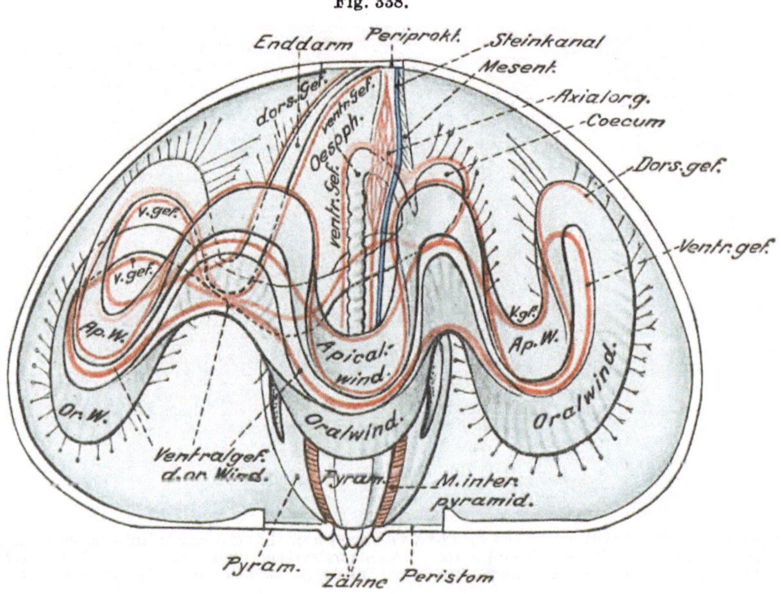

Echinus esculentus. Darm in natürlicher Lage durch Mesenterialfäden an der Körperwand befestigt.
Blutgefäße rot. Steinkanal blau.   Orig. O. B.

bulacralfläche des Echinoderms einnimmt (*hypogastrisches* oder *orales Coelom*), vgl. Fig. 315 S. 422 mit Fig. 340 u. 342 S. 444 u. 447, *Asteride*), das rechte dagegen die antiambulacrale oder Apicalfläche (*epigastrisches oder apicales Coelom*). Bei dieser Umlagerung wird aus dem dorsalen Mesenterium ein horizontales. Dieses *horizontale Mesenterium* schwindet bei der Crinoidenlarve jedoch durch Auflösung seiner Zellen, und bei den fertig ausgebildeten Formen wird die verhältnismäßig enge Leibeshöhle des Kelches von einem mesenterialen Netzwerk durchzogen. Durch seine Anordnung kann eine Art Scheidung der Leibeshöhle in einen inneren, den Darm direkt umschließenden, *perivisceralen* Teil und einen äußeren, *parietalen* ausgeprägt sein. Dieses Netzwerk ist zuweilen so dicht, daß von einer zusammenhängenden Höhle nicht mehr die Rede sein kann. Meist treten in seinen Strängen

Verkalkungen auf. In der Kelchachse bleibt bei *Antedon* ein weiter Hohlraum (die axiale Leibeshöhle) bestehen.

Das *Coelom der Arme* ist durch starke Ausbildung des Skelets sehr eingeengt. Es zieht von der axialen Höhle oder einem ihr entsprechenden Teile in jeden Arm ein radiärer Kanal (*ventraler* oder *oraler Armkanal*), der nach innen vom radiären Ambulacralgefäß verläuft und streckenweise durch ein mittleres Vertikalmesenterium in zwei Kanäle geteilt sein kann (s. Fig. 323, S. 429). Apical von ihm verläuft ein zweiter Kanal, der Dorsal- oder Apicalkanal, der aber stellenweise mit dem oralen zusammenhängt und apical auf der Grenze der Armglieder aufsteigende Fortsätze entsendet. Zwischen diesen drei Kanälen liegt schließlich noch ein enger Kanal (*Genitalkanal,* auch *Genitalstrang* genannt), welcher die Genitalrhachis (Stolo) enthält und daher später bei den Gonaden genauer zu besprechen ist. Der Dorsalkanal steht mit der peripheren Leibeshöhle des Kelches in Verbindung. Sehr wahrscheinlich ist, daß diese beiden Coelomräume der Arme Ausstülpungen des ursprünglichen oralen und aboralen Coeloms darstellen; doch sind die hierfür in Betracht kommenden Entwicklungsstadien noch nicht genügend untersucht. Sämtliche Armkanäle erstrecken sich durch die ganze Länge der Arme bis zum Ende der Pinnulae und fließen hier zusammen.

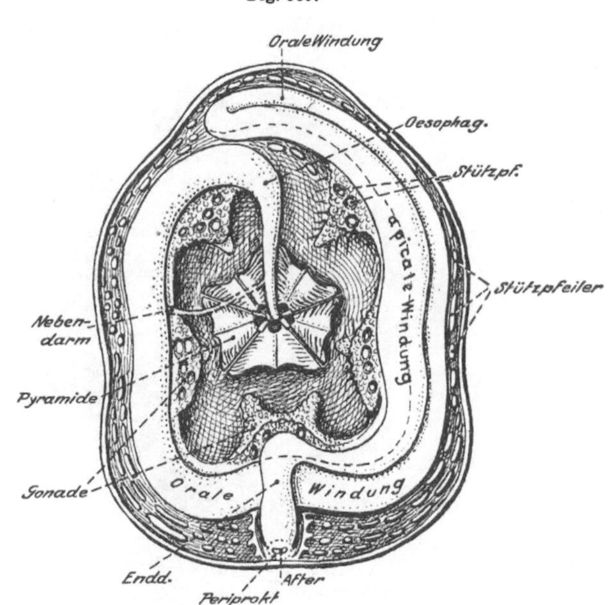

Echinocyamus pusillus. Zur Demonstration der die Leibeshöhle durchziehenden Stützpfeiler. Die Apicalwand ist entfernt. Orig. O. B.

Die *Leibeshöhle der regulären Echinoiden* (s. Fig. 338) ist ein weiter Hohlraum, die der abgeflachten Clypeastriden und Spatangiden dagegen stark eingeengt. Bei den Schildigeln wird sie durch die verkalkten vertikalen Stützpfeiler, welche die oralen und apicalen Skeletplatten verbinden (s. Fig. 339), durchsetzt und daher peripher in mehr oder weniger kammerartige Räume geteilt. Der Darm ist, wie schon früher (S. 225) erwähnt, durch ein in seinem äußeren Umfang entspringendes Mesenterium an der Körperwand befestigt, welches den früher geschilderten Darmschlingen folgt (Fig. 338). Dies Mesenterium nimmt also etwa den horizontalen Verlauf, welchen die Verschiebung der beiden ursprünglichen Coelomhälften hervorrief.

Der oral von ihm gelegene Teil der Leibeshöhle entspricht daher dem ursprünglichen linken, der apicale dem rechten Coelom. Zunächst verläuft diese Trennungslinie etwa im Äquator des Echinoderms; durch stärkeres Wachstum der oralen Hälfte wird sie apicalwärts verschoben. Dies Mesenterium, welches, wie die Entwicklungsgeschichte ergab, dem ursprünglich dorsalen homolog ist, während das ventrale stark rückgebildet wurde, ist aber nie mehr vollständig, sondern in zahlreiche, bei den Spatangiden verkalkte radiäre Mesenterialfäden zerlegt, welche die Darmschlingen interradial oder radial an die Körperwand anheften (Fig. 338). Ein

Fig. 340.

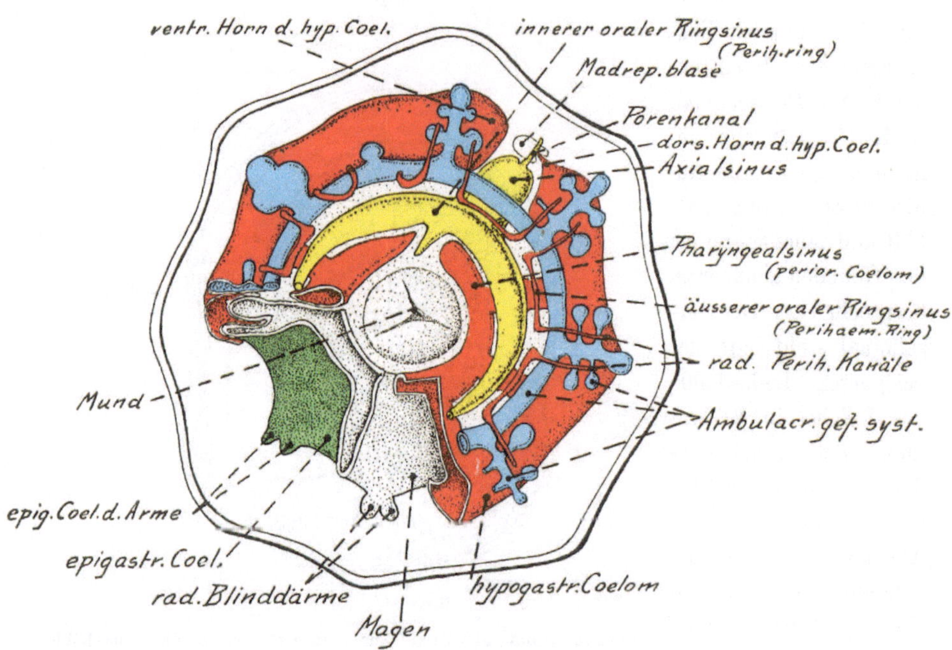

Solaster endeca nach beendeter Metamorphose. Rekonstruktion, von der Oralseite; rechtes unteres Viertel des hypogastrischen Coeloms (rot) und des Hydrocoels (blau) fortgeschnitten, um den Darm und das epigastrische Coelom (grün) zu zeigen. Vorderes Coelom gelb. (Nach GEMMILL 1912.) C. H.

zweites Mesenterium — das vertikale — vom Oesophagus zum Apicalfeld aufsteigende (Fig. 338), welches den Axialkomplex einschließt, bildet sich durch Aneinanderlegen des dorsalen und ventralen Horns des linken Coeloms, welche durch dessen hufeisenförmige Umwachsung des Darms sich immer mehr nähern; das gleiche wurde mit Bestimmtheit für Asteriden (s. Fig. 340 u. 341) und Ophiuriden und für das den bei den Holothurien allein vorhandenen Steinkanal einschließende Mesenterium festgestellt, wie hier vorgreifend bemerkt sei.

Ebenso wie bei den Crinoiden setzt sich bei den *Asteriden* und *Ophiuriden* das Coelom in die Arme fort (Fig. 324 *A* und *B*, S. 430). Bei den *Asteriden* ist das *orale (hypogastrische) Coelom* sowohl im Körper als in den Armen als ein weiter Raum entwickelt, während sich das *aborale (epigastrische)* in den Armen nur auf zwei apical von den Divertikeln des Drüsenmagens verlaufende Hohlräume beschränkt, deren Seitenwände die Mesenterien darstellen, an denen diese Divertikel (Darmdrüse auf Fig. 324 *A*, S. 430) aufgehängt sind. Ob die paarigen Bänder, durch welche die Magentaschen der Asteriden an den Ambulacralwirbelreihen befestigt sind (s. Fig. 164, S. 231 rechts unten) auf Reste des ursprünglichen Dorsal-, späteren Horizontalmesenteriums bezogen werden können, ist nicht sicher. Die interradialen Grenzen zweier Arme springen als meist verkalkte Radiärsepten (*interradiale* oder *interbrachiale Septen*) in das Coelom vor, ohne sich aber am Darm zu befestigen. Das Septum des Interradius I/II, welches den Axialcomplex umschließt (s. Fig. 319, S. 425) (=Verticalmesenterium der Echinoiden s. oben), entsteht in der auf S. 444 beschriebenen Weise, während die übrigen aus Falten der äußeren Coelomwand hervorgehen.

Das Armcoelom der Ophiuriden (Fig. 324 *B*, S. 430) ist wegen der starken Vergrößerung der Wirbel sehr eingeengt, weshalb es einen relativ engen Kanal bildet. Sein Hervorgehen aus dem linken hinteren Coelom wurde festgestellt.

Der Verlauf des Darmmesenteriums der Holothurien, von dem schon beim Darm S. 228 die Rede war, zeigt die Trennungslinie der beiden Coelome an. Es beschreibt einen nach rechts und vorn konkaven Bogen, weil die ursprünglich meist symmetrisch rechts und links am Darm liegenden Coelome (Ausnahme z. B. *Leptosynapta inhaerens*, bei der sie dorsal und ventral gelegen sind) sich während der Metamorphose asymmetrisch verlagern und das ursprünglich linke Coelom zu einer größeren anteroventralen Blase, das rechte zu einer kleinen posterodorsal gelegenen Blase sich umbildet. Das Mesenterium des Steinkanals entsteht, wie erwähnt, durch dorsales Zusammenstoßen zweier vorderer Hörner des linken Coeloms; da es kontinuierlich in das dorsale Darmmesenterium übergeht, nahm man irrtümlich an, daß beide gemeinsamen Ursprungs seien.

Außer diesen Hauptcoelomräumen, welche beim erwachsenen Tier die Leibeshöhle im Körper und in den Armen der Echinodermen darstellen, finden sich bei ihnen noch *weitere Hohlräume coelomatischen Ursprungs*, die zum größten Teile von dem linken hinteren (hypogastrischen) Coelom aus entstehen, sich aber meist völlig von ihm abschnüren, so daß über ihre Genese lange Zweifel bestanden, die noch nicht völlig gelöst sind. Da dieses Kanal- oder Sinussystem bei den *Asteriden* am besten ausgebildet und am gründlichsten erforscht ist, sei dieses besprochen und gleichzeitig auf die homologen Organe der anderen Echinodermen hingewiesen.

Vor allem bilden sich in der Umgebung des Mundes mehrere ringförmige Räume aus, von denen der den Mund umgebende (*innerer oraler Peri-* oder *Pseudohämalring*, auch *innerer oraler Ringsinus* genannt) erst später besprochen werden soll, da er nicht aus dem hypogastrischen Coelom hervorgeht. Außerhalb und apicalwärts von ihm liegt der als *periorales* (oder *pharyngeales*) Coelom oder *Pharyngealsinus* bezeichnete Ringsinus (s. Fig. 342), der bei den meisten Asteriden durch radiäre centripetale Ausstülpungen des hypogastrischen Coeloms entsteht, die später zu einem Ring verwachsen (s. Fig. 340), bei anderen (z. B. *Cribrella, Porania, Astropecten*) aus einem

Auswuchs im Interradius I/II. Bei den erwachsenen Seesternen tritt dieser Sinus in breite offene Verbindung mit der Leibeshöhle; aus seinen Wänden entstehen die 10 oralen Retractormuskeln des Magens. Ein entsprechender Leibeshöhlenraum findet sich bei den Ophiuriden, doch entstehen hier keine Muskelbildungen aus ihm, und er bleibt stets von der übrigen Leibeshöhle abgeschlossen (s. Fig. 335, S. 439).

Ähnlich den Asteriden verhalten sich die *Holothurien*; sie besitzen einen, aus dem sogenannten „*fingerförmigen Fortsatz*" des linken, hinteren Coeloms hervorgehenden, den Mund und Schlund umgebenden Leibeshöhlenraum (s. Fig. 337,

Fig. 341.

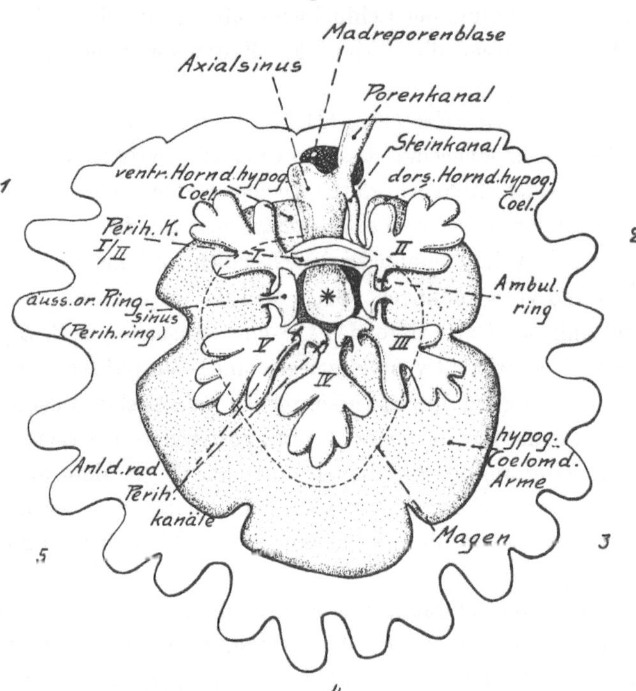

Astropecten aurantiacus, nach beendeter Metamorphose, aber jünger als das in Fig. 340 dargestellte Stadium, Oralansicht. Der innere orale Ringsinus ist schon vom ambulacralen Ringkanal getrennt, aber noch nicht vom Mund durchbrochen (✳ Durchbruchstelle des Munds). *1—5* Armanlagen, *I—V* Anlagen der radiären Ambulacralgefäße (nach unveröffentlichter Original-Zeichnung von S. Hörstadius).
C. H.

S. 441), der hier meist als *periorales* oder *peripharyngeales Coelom* oder *Schlundsinus* bezeichnet wird. Auch in seiner Wand treten später Muskeln auf, und er erlangt Verbindung zum allgemeinen Coelom.

Fast allgemein verbreitet unter den Echinodermen ist der *äußere orale Ringsinus*, auch äußerer *Peri-* oder *Pseudohämalring* (s. Fig. 340 u. 342). Auch er entsteht aus Taschen, die sich vom hypogastrischen Coelom, jedoch interradial, abschnüren (Fig. 341) bis auf diejenige des Interradius I/II, die bei *Asterias, Cribrella, Astropecten* (Fig. 341) aus dem vorderen Coelom hervorgeht. Jede dieser Taschen sendet in je zwei benachbarte Radien einen unter (oral von) dem radiären Ambulacral-

gefäß verlaufenden Kanal (Fig. 340 u. 341), so daß in jedem Arm zwei solcher aus
benachbarten Interradien stammender Kanäle verlaufen (Fig. 340), die nur durch
eine bindegewebige Scheidewand mit Blutlacunen voneinander getrennt sind und

Fig. 342.

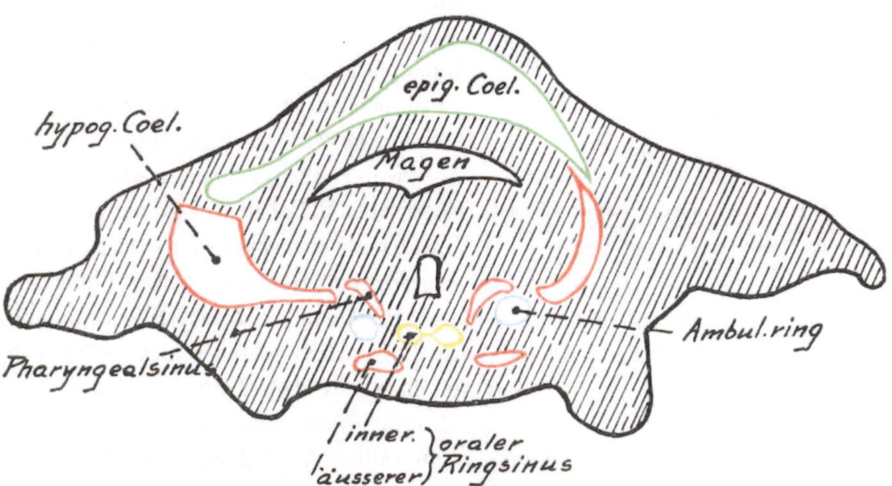

Paramedianer Längsschnitt durch Astropecten aurantiacus, 80 Tage alt, Farben wie in Fig. 340
(nach unveröffentlichter Photographie von S. Hörstadius).   C. H.

deshalb als radiäre Perihämalkanäle (= Hyponeuralkanal Fig. 343) bezeichnet werden.
Das letztere gilt gleichfalls für den äußeren und inneren perihämalen Ringsinus
der Asteriden (s. Fig. 321, S. 428).

Fig. 343.

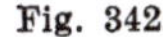

Asterias rubens, schematischer Querschnitt durch die ambulacrale Rinne. Zur Demonstration des radiären Hyponeuralkanals
(= radiären Perihämalkanals) (nach Ludwig in Bronns Kl. u.
Ordn. etwas verändert).   C. H.

(Der für die radiären Kanäle ebenfalls übliche Namen Hyponeuralkanäle bezieht sich auf ihre Lage zu den radiären Nerven; sie wurden daher auch schon bei diesen erwähnt (s. Bd. I, S. 536 u. Figur 343).

Bei den *Ophiuriden* entstehen die Kanäle in gleicher Weise; sie verschmelzen jedoch in jedem Arm zu einem einheitlichen unpaaren Raum unter dem Radiärgefäß (Figur 324 *B*, S. 430).

Von den radiären Kanälen der Asteriden gehen zwischen je zwei Füßchen Seitenkanäle ab
(Fig. 344), die Äste in die Füßchenwand senden und sich ferner bei den Asteriden an der Basis
jeder Füßchenreihe zu einem *lateralen Längskanal* verbinden. Über die Entstehung ist nichts
bekannt. Sie werden für Schizocoelräume gehalten, doch scheinen sie Ausbuchtungen der radi-

ären Perihämalkanäle darzustellen, ebenso wie die bei dem Seestern *Solaster* in den *interradialen* Septen aufsteigenden *Abzweigungen* des äußeren perihämalen Ringsinus, welche bis etwa zu einem Viertel seiner Höhe aufsteigen und sich distal wurzelfömig verzweigen (Fig. 345).

Fig. 344.

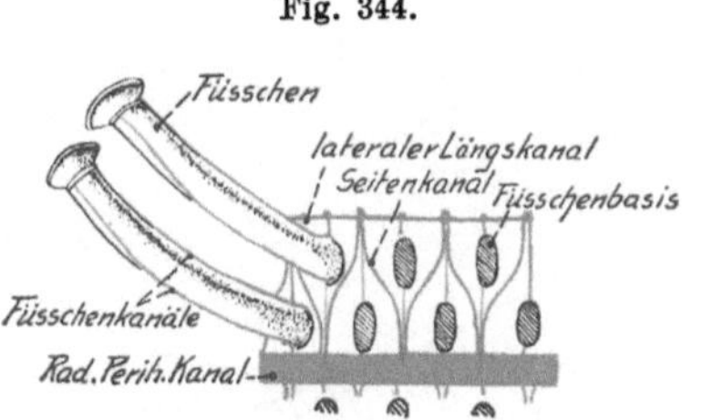

Asterias glacialis, radiärer Perihämalkanal mit seinen zu den Füßchen gehenden Ästchen und dem lateralen Längskanal (nach CUÉNOT 1887).   C. H.

Bei den *Echinoiden* entsteht, wie wir bei Besprechung des Kauapparates (S. 219) sahen, der Raum, in dem der Kauapparat sich ausbildet und dieser selbst aus dem linken hinteren Coelom der Larve. Die *Zahnsäcke*, welche seine erste Anlage darstellen, schnüren sich als fünf interradiale Bläschen vollständig vom Coelom ab und verwachsen sehr bald zu einem ringförmigen Hohlraum (dem Laternencoelom oder -sinus), von dem die radiären Perihämalkanäle durch Ausstülpung entstehen; ihre proximalen Enden obliterieren beim Erwachsenen und verlieren so

Fig. 345.

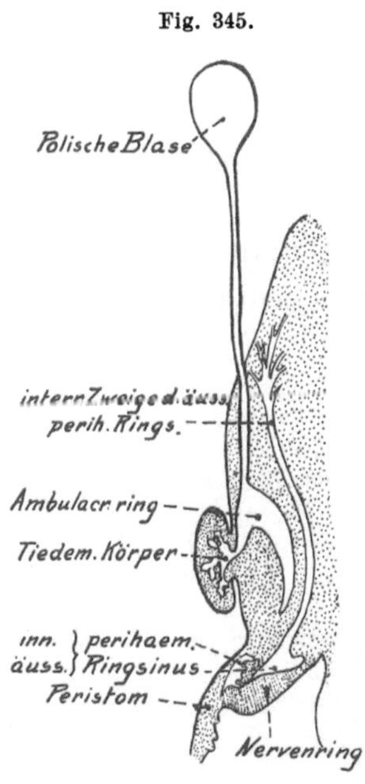

Solaster endeca. Längsschnitt durch ein Interradialseptum mit interradialem Zweig des äußeren perihämalen Ringsinus (nach GEMMILL 1911).   C. H.

ihre Verbindung mit dem *Laternencoelom* (s. Figur 320, S. 427). Nicht allen regulären Seeigeln kommen fünf radiäre Ausstülpungen der Laternenmembran — die Stewartschen- oder Gabelblasen — zu (s. Fig. 320, S. 427). Die eben kurz beschriebene Genese zeigt, daß das Laternencoelom und die Perihämalkanäle der Echinoiden dem *äußeren oralen Perihämalring* und den *radiären Perihämalkanälen* der Asteriden entsprechen (fälschlich wird der erstere bei den Echinoiden auch Pharyngealsinus genannt und dem Schlundsinus der Holothurien homologisiert). Für die *Spatangiden* ergaben neuere Untersuchungen, daß ein sehr niederer Hohlraum, der den Schlundanfang umzieht, und dessen innere Wand den Nerven-, Ambulacral- und Blutgefäßring trägt, dem Laternencoelom der Regulären homolog ist, indem er wie dieses durch interradiale Ausstülpungen des linken hinteren Coeloms, entsprechend den Zahnsäcken, angelegt wird, die sich vom Coelom trennen und zu einem Ring verwachsen. Auch bei den *Holothurien* sind radiäre Perihämalkanäle in gleicher Lage wie bei den *Asteriden* bekannt (s. Fig. 337,

S. 441); für die *Synaptiden* wird angegeben, daß jene in einen *Ringsinus* münden, der nach seiner Lage und auf Grund seines Zusammenhanges mit den radiären Kanälen als dem äußeren *Perihämalring* entsprechend anzusehen ist (s. Fig. 337, S. 441), obgleich über seine, sowie der Perihämalkanäle Entstehung nichts bekannt ist. Den übrigen Holothurien fehlt der Ringkanal; er soll hier vermutlich obliteriert sein.

Über die Entwicklung der den Perihämalkanälen entsprechenden Hohlräume bei den *Crinoiden*, die, wenn auch wenig entwickelt, vorhanden sind (s. Fig. 323, S. 429), weiß man nichts. Sie wurden, wo sie an entsprechender Stelle über dem Radiärnerv gefunden wurden, als Schizocoelräume beschrieben, aber von einem Epithel ausgekleidet dargestellt, so daß ihre Abstammung vom Coelom wahrscheinlich ist. Die Angaben über diese Kanäle Bd. I, S. 535 dürften sich jedoch kaum bestätigen. Die gleichfalls dort besprochenen Verhältnisse der Asteriden wurden schon oben geschildert.

Auch ein *Aboralsinus* um den After wurde als abgesonderter Teil der Leibeshöhle bei manchen Echinodermen beschrieben. Er geht wohl überall als Tasche aus dem dorsalen Horn des linken hinteren Coeloms dicht unter der *Madreporenblase* hervor (s. Fig. 340, S. 444), wie es für die *Asteriden* und *Echinoiden* ontogenetisch festgestellt wurde. Er umzieht bei den *Asteriden* den After als ein pentagonaler Ring (Fig. 346), der den aboralen Blutgefäßring einschließt (Fig. 333, S. 438) (daher auch als *aboraler Perihämalkanal* bezeichnet) und sendet in jeden Interradius zwei Zweige, denen die Gonaden ansitzen (Fig. 346). Auch bei *Ophiuriden* steht er in nahem Verhältnis zu den Geschlechtsorganen (s. Fig. 335, S. 439); er zeichnet sich hier dadurch aus, daß er wellenförmig verläuft, indem er interradial zur Oralseite aufsteigt. Diese Verhältnisse werden beim Blutgefäßsystem und dem Geschlechtsapparat noch zu besprechen sein.

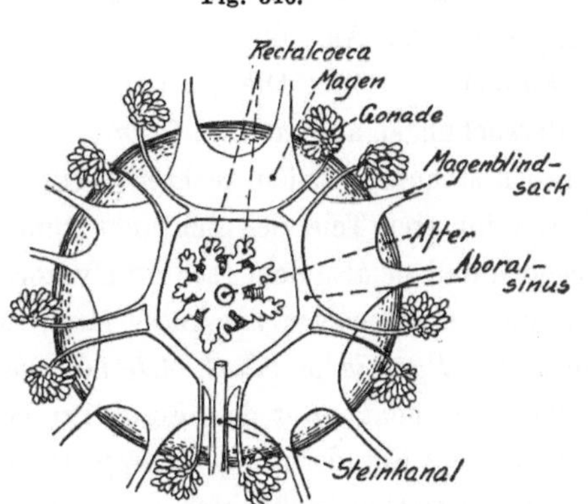

Aboralsinus und Gonaden eines Seesterns von der Fläche gesehen (nach LANG, Vergl. Anat.).   C. H.

Axocoel. Wir fanden früher (S. 422), daß aus diesem vordersten Coelomabschnitt der Axialsinus und die Ampulle des Steinkanals hervorgeht, wo sich eine solche findet (viele *Asteriden, Ophiuriden, Echinoiden*). Der Axialsinus, der bei den *Echinoiden, Asteriden* und *Ophiuriden* neben dem Steinkanal in dessen Mesenterium eingebettet ist und ihn mehr oder weniger umhüllt, mündet bei den *Asteriden* oral in einen den Nervenring umziehenden *Ringsinus* (*inneren oralen Ringsinus,* auch *innerer Peri-* oder *Pseudohämalring,* Fig. 321, S. 428), der gleichfalls vom vorderen Coelom abzuleiten ist (s. Fig. 340, S. 444). Bei den *Asteriden,* deren Hydrocoel sich sackförmig anlegt, wie z. B. bei *Astropecten,* entsteht der innere orale Ringsinus aus dessen centralem Teil (s. Fig. 341, S. 446 und Fig. erkl.), und der definitive Mund (s. Fig. 341*) durchbohrt ihn, nachdem der Ambulacralring sich von ihm abgeschnürt hat. Es ist bei diesen Formen in frühen Stadien schwer zu entscheiden, wo das vordere Coelom, welchem dieser Ringsinus gewöhnlich entstammt, in das

Hydrocoel übergeht (s. Fig. 315, S. 422); doch erweist sein Zusammenhang mit dem Axialsinus auch hier seine Zugehörigkeit zum vorderen Coelom. Den *Ophiuriden* jedoch fehlt, ebenso wie den *Echinoiden*, der *innere Perihämalring* (Fig. 335, S. 439). Die betreffende Bezeichnung ist auf Fig. 150, S. 213 in Pharyngealsinus umzuändern. Es wurde die Ansicht geäußert, daß nur der mediale Teil des Axialsinus der Ophiuriden (s. Fig. 335) dem Axialsinus der Asteriden entspreche, der laterale einen abgeschlossenen Coelomsack darstelle, der als *Pseudoaxialsinus* bezeichnet wird.

Über die Verhältnisse der *Crinoiden* wurde schon auf S. 424 ausführlich berichtet. Ihr Parietalkanal wird — wohl mit Recht — dem Axocoel der übrigen Klassen homolog erachtet.

Anschließend sei hier noch ein Organ wegen seiner Genese erwähnt, über dessen Aufbau und Bedeutung später Näheres berichtet werden soll. Dies ist die *Madreporenblase* (= *Dorsalsack*), die bei Erwachsenen in naher Beziehung zum Axialsinus steht, als dessen rechter ihm homologer Teil sie neuerdings bezeichnet wird. Sie liegt nahe der Ampulle des Steinkanals, die manchmal ihre Wand eindrückt (s. Fig. 333, S. 438). Die Angaben über ihre Genese lauten verschieden. Nach Untersuchungen an *Asterina, Cribrella, Ophiothrix, Echinus, Echinocardium* scheint ihre Entstehung aus dem rechten vorderen Coelom sicher; zum Teil wurde speziell dessen hinterer Teil, der sich links zum Hydrocoel entwickelt, als Ursprung angegeben und sie also dem rechten Hydrocoel homologisiert, bis man an Embryonen mit zwei Hydrocoelen die Blase fand, so daß ihr Ursprung mehr medial liegen muß. Bei *Porania pulvillus, Asterias rubens* und *vulgaris* entsteht sie aus Mesenchymzellen dicht unter dem Ectoderm, bei *Solaster* und *Crossaster* durch eine Einstülpung des Ectoderms; bei *Astropecten aurantiacus* wurden erst kürzlich alle drei Entstehungsarten beobachtet, die letzte allerdings nur einmal.

Interessant ist, daß die Pericardialblase der Enteropneusten, der die Madreporenblase homolog sein soll, bald als ectodermalen, bald als mesenchymatischen Ursprungs beschrieben wird.

Ein eigentümliches Organ, welches bei den übrigen Echinodermen kein Homologon zu besitzen scheint und dessen Entstehung offenbar mit der Stielbildung zusammenhängt, geht bei den *Crinoiden* aus dem rechten (apicalen) Coelom hervor. Von diesem stülpen sich nämlich schon früh fünf radial gestellte, an ihrem proximalen Ende blasig aufgetriebene, dann röhrenförmig werdende Ausstülpungen aus, die apicalwärts wachsen und sich in der Achse des Organismus dicht zusammenlegen; sie bilden so ein im apicalen Teil des Kelchs oder im obersten Teil des Stiels aufsteigendes, aus fünf Kammern betsehendes Organ (*gekammertes Organ,* s. Fig. 322, S. 429), das teilweise vom apicalen Nervencentrum umhüllt wird (Bd. I Fig. 391, S. 541). In der Achse zwischen den fünf Kammern zieht der apicale Ausläufer des später zu besprechenden Axialorgans hin, dessen Wand gleichfalls vom apicalen Coelom stammt. Bei den gestielten Crinoiden setzen sich, wie erwähnt, die fünf bläschenförmigen Kammern als Kanäle in die Stielachse fort, ebenso der Ausläufer des Axialorgans. Von den Kammern oder bei den Gestielten von den

Stielkanälen entspringt für jeden Cirrus ein Kanal oder gewissermaßen für jeden zwei, da jeder durch ein horizontales Septum, das von der axialen Wand des Stielkanals ausgeht, in zwei geteilt wird. Wie gesagt, fehlt etwas dem gekammerten Organ Vergleichbares bei den übrigen Echinodermen; es etwa deren Axialsinus zu homologisieren, verbietet sich, soweit unsere Kenntnisse reichen, wegen seines Ursprungs aus dem rechten (apicalen) Coelom.

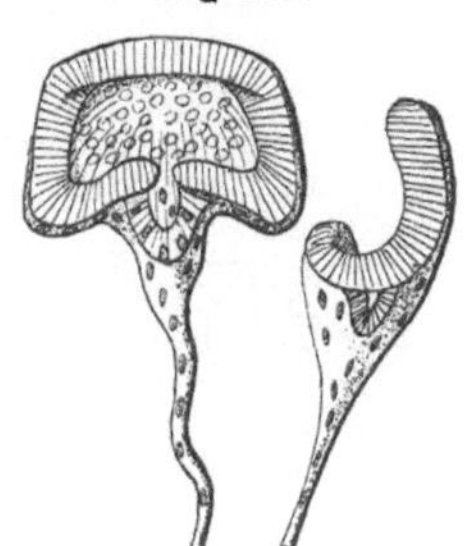

Fig. 347.

Wimperorgan von **Synapta digitata** von der Wand der Leibeshöhle in zwei Ansichten (nach SEMON aus BRONN, Kl. u. Ordn.). C. H.

Die *Leibeshöhle* wird von einem niederen *Wimperepithel* ausgekleidet, das natürlich auch die in sie eingelagerten Organe überzieht. An der Leibeshöhlenwand mancher Echinodermen finden sich eigenartige Bildungen, die kurz zu erwähnen sind. Hierher gehören die Wimperorgane (*Wimpersäckchen oder -gruben*), die an der apicalen Leibeshöhlenwand der Pinnulae bei den Crinoiden (*Antedon, Acanthometra, Pentacrinus*) gewöhnlich in großer Zahl vorkommen, jedoch auch im Apicalkanal der Arme auftreten können. Es sind kleine gruben- bis säckchenförmige Einsenkungen des Peritonealepithels, das namentlich an dem Grübchenrand erhöht ist und lange Cilien trägt. Beziehungen zu diesen Gruben dürften auch die *Wimperorgane* (s. Fig. 347) (*Wimperbecher, pantoffel- oder füllhornartige Organe*) besitzen, die bei den Synaptiden weit verbreitet sind (sie fehlen *Labidoplax briskii*, *Rhabdomolgus ruber*, vielleicht allen *Myriotrochinae*) und den Darmmesenterien, auf welche sie sich gewöhnlich beschränken, in mehr oder weniger großer Zahl aufsitzen. Umgekehrt wie bei den Crinoiden handelt es sich hier um fortsatzartige Erhöhungen des Peritonealepithels, in welche auch das Bindegewebe als Achse eindringt. Die Organe haben im allgemeinen etwa die Form eines gestielten Bechers, der bilateral-symmetrisch gebaut ist, indem sich seine Wand, die einen Ausschnitt besitzt, an einer Seite weniger erhebt als an der gegenüberliegenden. Während der Innenraum des Bechers von hohem, wimperndem Epithel ausgekleidet ist (*Wimperplatte*), wird seine Außenfläche von sehr flachem Peritonealepithel gebildet. Zuweilen entspringen solche Organe von einem gemeinsamen Stiel (*Chiridota*), so daß sich Wimperbäumchen bilden können, die zahlreiche Becher tragen. Die Organe erinnern lebhaft an die früher erwähnten Urnen der Leibeshöhlenwand der Sipunculiden (Fig. 288, S. 395), denen sie wohl auch funktionell entsprechen. Eigentümlicherweise entstehen aus der Leibeshöhlenwand mancher *Synaptiden* in der Region des Kalkrings, an der Außenwand der Tentakel-

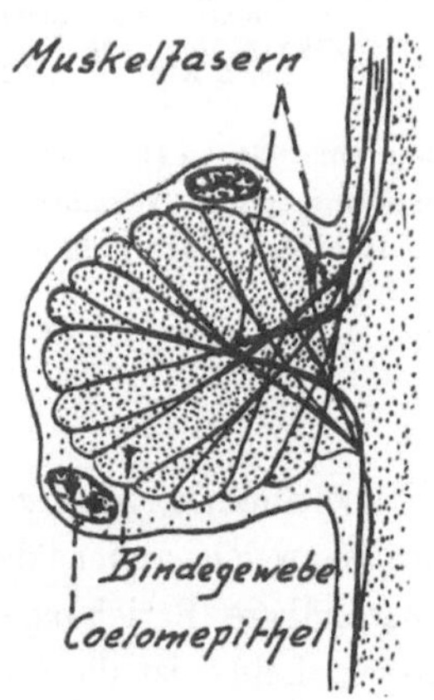

Fig. 348.

Contractile Rosette. Schema (nach BECHER 1907). C. H.

ampullen noch anders geartete Ausstülpungen, die früher erwähnten „*contractilen Rosetten*" (oder *pulsierenden Peritonealbläschen*, s. Fig. 348). Dies sind etwa kugelig vorspringende, kleine Gebilde, in die Bindegewebe und Ausläufer von Muskelfasern eindringen, die im Organ radiär ausstrahlen. Hierauf beruht ihre Contractilität (vier bis sechs Contractionen in der Minute). Über ihre Funktion wurde nichts Bestimmtes ermittelt.

In der Coelomflüssigkeit unterscheidet man an geformten Elementen 1. *Leukocyten,* die in zwei Phasen von verschiedener Gestalt auftreten (s. Fig. 349 *A, B*); in der aktiven Phase (Fig. 349 *A*) betätigen sie sich phagocytär, indem sie Excrete aufnehmen und nach außen befördern; sie verlassen den Körper bei den Asteriden durch die Hautkiemen, bei den Holothurien durch die Branchialbäume. Die passiven Stadien (Fig. 349 *B*) sollen an dem Verschluß von Wunden beteiligt sein. Über den Ort ihrer Entstehung sind die Ansichten verschieden. Nach einigen Forschern sollen sie aus dem Dorsalsack (Madreporenblase), nach anderen aus dem Peritoneum ihren Ursprung nehmen. — 2. finden sich in der Leibeshöhle *Amöbocyten* (auch als Pigmentzellen bezeichnet) (Fig. 349 *C*), welche mit verschiedenartigen Kügelchen angefüllt sind, ferner sogenannte *vibratile Körperchen*

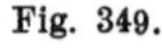

Fig. 349.

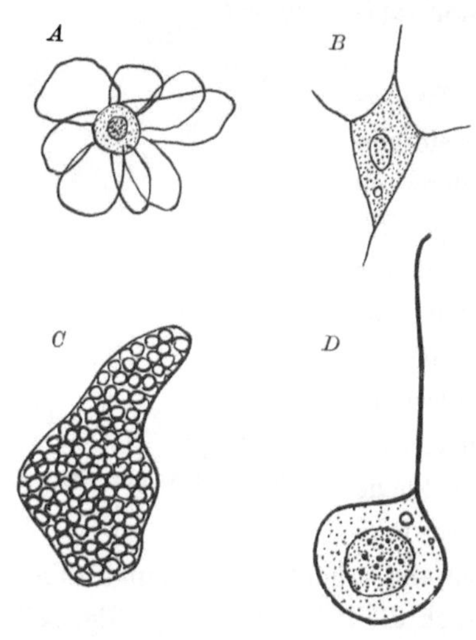

Zellen aus der Leibeshöhle von Echinodermen. *A* und *B* aktive und passive Leukocyten von Cucumaria japonica, *C* Amöbocyte mit roten Kugeln, *D* vibratile Körperchen, beides von Strongylocentrotus franziscanus (nach KINDRED 1924).   C. H.

mit je einer Geißel (Fig. 349 *D*), die die Bewegung der perivisceralen Flüssigkeit unterstützen sollen, und endlich *Hämatocyten*, welche sich optisch dem Hämoglobin der Vertebraten gleich verhalten und daher wohl auch eine ähnliche Funktion wie die roten Blutkörperchen haben.

7. Chordata.

a) Tunicata.

Eigentümlicherweise zeigt die *Pericard*- und Herzbildung dieser Gruppe Verhältnisse, welche an jene der Mollusken erinnern und wohl auch dazu beitrugen, daß früher nähere Beziehungen zwischen Tunicaten und Weichtieren angenommen wurden. Leider ist die *Ontogenie* der *Tunicaten* nicht so weit aufgeklärt, daß ihr Coelomproblem, sowie seine etwaigen Beziehungen sowohl zu dem der *Enteropneusten* als auch zu jenem der Vertebraten genügend zu beurteilen wäre. — Im ausgebildeten Zustand wird das Herz, welches, wie das der Chordaten überhaupt, ventral vom Darm und ziemlich weit hinten liegt, von einem dünnwandigen, mit Flüssigkeit erfüllten Säckchen, dem Pericard, umschlossen (s. Fig. 174, S. 246). Die genauere Schilderung des Herzens wird später ergeben, daß es nur eine Einstülpung der contractilen Dorsalwand des Pericardialsäckchens darstellt, also nicht frei in ihm liegt, sondern an seiner Dorsalwand dauernd befestigt bleibt. Bei den

Copelaten ist sogar ein eigentliches Herz noch kaum entwickelt, vielmehr die Dorsalwand des Pericards nur schwach eingestülpt und contractil.

Gerade dieses Verhalten des Herzens zum Pericard erinnert sehr an das der primitiven Mollusken.

Die *Ontogenie* der Tunicaten zeigt, ähnlich jener der Mollusken, einen weitgehenden Zerfall eines Teils des ursprünglichen Mesoderms in ein mesenchymatöses, loses Bindegewebe (welches bei den Copelaten durch eine zellenlose Gallerte ersetzt ist), das den Raum zwischen Darm und Körperwand erfüllt, und dessen Zwischenräume die Bluträume darstellen, die, wie bei den Weichtieren, sämtlich oder zum Teil ohne besondere Wandungen bleiben können oder auch wirkliche Gefäßwände bilden. Daß diese Blutsinusse und -gefäße daher dem ursprünglichen Blastocoel angehören, wird ziemlich allgemein anerkannt, ebenso, daß die durch Einstülpung des Pericards entstehende Herzhöhle ein Blastocoelraum ist. Diese Übereinstimmung legt es nahe, auch die Pericardialhöhle der Tunicaten wie jene der Mollusken als einen Coelomrest zu deuten und die Pericardwand daher als einen Teil der ursprünglichen Coelomwand. Das Mesoderm der Tunicaten zeigt, wie jenes der seither besprochenen Bilaterien, eine bilaterale Anlage in Form zweier Mesodermstreifen, und es wurde für gewisse Formen (so *Pyrosoma*) angegeben, daß in den beiden Mesodermstreifen Anlagen einer Coelomhöhle auftreten und das Pericard aus dem vorderen Teil der rechten Coelomhöhle hervorgehe, wogegen sich der linke Mesodermstreifen ganz in Mesenchym auflöse.

Diese Ergebnisse würden die obige Deutung des Pericards als eines Coelomraums bestätigen; spätere Untersuchungen ergaben jedoch, daß das Mesoderm der *Pyrosomen* keinen Coelomraum enthält, sondern sich sehr bald mesenchymatisch auflöse und aus ihm die „*Zellinseln*“ des Cyathozooids hervorgehen, während das Pericard oder — das *Cardiopericardialorgan* — wie es zusammen mit dem Herzen auch genannt wird, aus einer paarigen Ausstülpung der ventralen Pharynxanlage seinen Ursprung nimmt, die bald selbständig und unpaar wird. Von dieser Cardiopericardialblase sollen sich zwei schlauchförmige Säcke ausstülpen, von denen der linke, ebenso wie die Pericardialblase selbst, sich ganz oder zum größten Teil auflöst, während der rechte das Cardiopericardialorgan bilden soll. Diese Art der Mesoderm- und Pericardbildung nähert sich der der *Ascidien*, welche (insbesondere bei einigen *Monascidien*) eingehend untersucht wurde.

Das Pericard geht auch hier nicht aus den Mesodermstreifen hervor, die sich — mit Ausnahme der Muskulatur des Larvenschwanzes — völlig auflösen, sondern aus der hinteren Ventralwand des Kiemendarms, da, wo er in den nutritorischen Darm übergeht, indem sich dessen Entoderm verdickt und als ein ventral vom Darm liegendes, von vornherein unpaares Bläschen ausstülpt, welches sich hier nach seiner Ablösung vom Darm direkt zum Cardiopericardialorgan umbildet. Vorerst läßt sich diese vom Mesoderm unabhängige Entwicklung des Tunicatenpericards schwer mit der oben als vergleichend-anatomisch wahrscheinlich betrachteten Herleitung aus der Coelomhöhle in Einklang bringen. Noch schwieriger wird die Deutung dieser Verhältnisse der Tunicaten dadurch, daß sich bei zahlreichen unter ihnen eine in nächster Nähe der Pericardanlage auftretende eigentümliche Bildung findet, die sich bei gewissen Formen (besonders *Ciona*) sogar zu leibeshöhlenartigen Hohlräumen entwickeln kann. Es entstehen bei diesen Tunicaten aus dem hintersten Abschnitt des Kiemendarms dicht bei der Pericardanlage zwei nach hinten gerichtete schlauchartige Ausstülpungen, die dorsal und beiderseits vom Pericard auswachsen. Sie werden als *Epicarde*, fälschlich auch als *Procarde* bezeichnet, da man irrtümlich annahm, daß Pericard und Herz aus ihnen hervorgehen. Später verschmelzen die beiden Epicardialschläuche streckenweise zu einem Epicardsack, der über dem Herzen liegt, zu dessen Abschluß er beitragen kann.

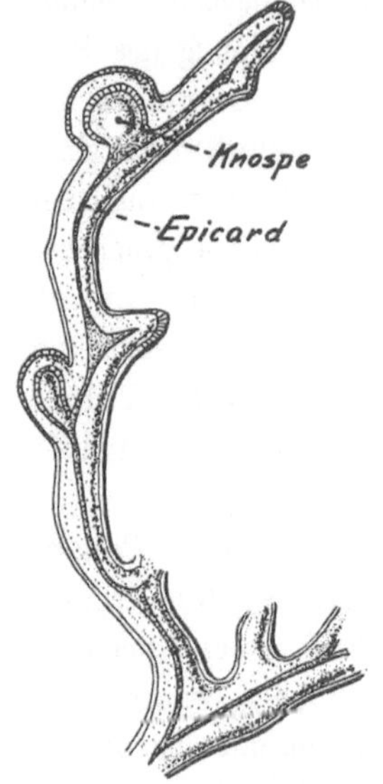

Fig. 350.

Knospender Stolo von Perophora listeri (nach KOWALEWSKY 1874). C. H.

Bei den *Synascidien* mit stark stielförmig verlängertem Hinterende (sogenanntem Postabdomen; besonders bei Polycliniden) verlängert sich der Epicardsack sehr, so daß er den Stiel bis ans Hinterende durchzieht (s. Fig. 178, S. 255), und, indem sich seine Wände dicht zusammenlegen, häufig zu einer horizontalen Scheidewand wird, welche die primäre Leibeshöhle, in deren dorsalem Teil der Darm liegt, durchzieht.

Bei *Clavellina*, *Perophora* und *Distaplia* durchzieht eine ähnliche Scheidewand die Stolonen. Sie soll nach einigen Forschern auch hier das Epicard, nach anderen (wenigstens bei *Clavellina*) eine Fortsetzung des Pericards sein. Bei allen diesen Formen spielt das Epicard eine wichtige Rolle bei der Knospung, da das Entoderm aus ihm hervorgeht (s. Figur 350). Eine erstaunliche Entwicklung erreichen, wie erwähnt, die *Epicardialschläuche* von *Ciona*, wo sie beiderseits des Oesophagus und des gesamten Darms nach hinten wachsen, indem sie die Blastocoelhöhle hier verdrängen. Gleichzeitig legen sich die einander zugekehrten dünnen Wände des größeren linken und kleineren rechten Sacks dicht zusammen, so daß sie für den Darm, die Gonaden und das Pericard eine Art von Mesenterium bilden, welches diese Organe an der Wand der so aus den beiden Epicarden entstandenen Periviscerealhöhle befestigt.

Die Deutung aller hier beschriebenen, an ein Coelom erinnernden Organe der Tunicaten ist bei unseren sehr mangelhaften Kenntnissen und den sich vielfach widersprechenden Ansichten über die Entwicklung der Tunicaten, auf die hier nur ganz allgemein hingewiesen werden konnte, nicht mit Sicherheit möglich, und die mehrfachen Versuche, dies zu tun, sind schon darum nicht von Bedeutung, weil sie zum Teil auf falschen oder unsicheren Voraussetzungen beruhen; sie sollen deshalb hier nicht erörtert werden und die Entscheidung weiterer Untersuchungen vorbehalten bleiben.

b) Vertebrata.

Im allgemeinen schließt sich die Coelomentwicklung der *Wirbeltiere* der der metameren Bilaterien, insbesondere jener der *Anneliden*, nahe an. Nur bei den Acraniern erfolgt die Entwicklung des Mesoderms in Form zweier Längsfalten (Mesodermfalten) am Urdarmdach zu beiden Seiten der Chorda, die durch Querfalten successive von vorn nach hinten in Somiten zerlegt werden und sich schließlich gänzlich vom Urdarm abschnüren. Es sollen jedoch nur die drei vordersten Somiten, die vom Urdarm der Gastrula aus entstehen (*gastrale Somiten*), von vornherein Lumina besitzen, während diese bei den weiter hinten liegenden (*peristomialen*), die sich während der Wachstumsperiode vom Urmundrand nachschieben sollen, zum Teil schon vor ihrer völligen Abschnürung, zum Teil erst nachher verloren gehen; jedoch bleibt ihre epitheliale Anordnung erhalten, und ein Lumen tritt später auf.

Wie schon früher angedeutet wurde, wachsen die hohlen Somiten jederseits zwischen Körperwand und Darm ventralwärts herab, bis sie in der Ventrallinie zusammenstoßen. Wie sich die dorsalen Partien der Somiten als Myotome ablösen, ihre ventralen Teile hingegen durch das Schwinden der sie ursprünglich scheidenden Dissepimente und des ventralen Längsmesenteriums zu einem durch den ganzen Rumpf ziehenden Hohlraum, dem *Coelom (Splanchnocoel)*, zusammenfließen, wurde ebenfalls schon früher dargelegt. Ebenso wurde schon dort (Bd. I, S. 427) die bei allen Cranioten eingetretene Modifikation dieses Entwicklungsprozesses beschrieben[1].

Ferner wurde geschildert, daß die *Myotome (Urwirbel)* bei den Cranioten als dorsale Ablösungen der beiden Seitenplatten entstehen, welche letzteren nach dieser Ablösung den zusammengeschmolzenen ventralen Coelomanlagen der Acranier entsprechen. Indem die hohl gewordenen Seitenplatten den Darm dorsal und ventral umwachsen, entsteht auch bei den Cranioten ein dorsales und ventrales Mesenterium, wogegen Dissepimente überhaupt nicht mehr zur Anlage kommen.

---

[1] Die dort gegebene Darstellung ist dahin zu ergänzen, daß nach neuen entwicklungsgeschichtlichen Untersuchungen (mit Farbmarken) an Amphibienkeimen selbst *Andeutungen* eines Abfaltungsvorganges vom Urdarm bei der *Mesodermbildung* der Anuren und Urodelen nicht vorkommen, da die „*Mesodermbildungsrinne*" auch bei ihnen, ebenso wie bei *Petromyzon, Ceratodus*, den *Gymnophionen* und den *Amnioten*, nicht zwischen zwei Blätter des Mesoderms, sondern zwischen das Mesoderm und das Darmentoderm führt, so daß seine Bildung und die Entstehung des Coeloms keine Andeutung einer Enterocoelbildung mehr zeigt. Das Mesoderm der Amphibien geht vielmehr nach diesen Untersuchungen aus dem Umschlagsrand des Urmunds als ein dem Ecto- und Entoderm gleichwertiges primäres Keimblatt hervor. Nahe Beziehungen zur Entstehung des peristomialen Mesoderms von *Branchiostoma* (s. oben), werden als sicher erachtet; diese wird jedoch nicht als Enterocoelie angesehen, und die typische Enterocoelie der drei vordersten Segmente von Branchiostoma wird als Einzelfall von nicht allgemeinerer Bedeutung betrachtet. Bezüglich dieser letzteren Ansicht sei hier nur kurz auf die Entwicklung des Coeloms der *Echinodermen* (S. 420 und ff.) und der *Enteropneusten* (S. 397) mit echter Enterocoelie hingewiesen und auf die Beziehungen, welche diese zueinander und die letzteren zu den Chordaten haben (S. 101 und Bd. I, S. 176 und 495).

Während sich bei den Cranioten das Dorsalmesenterium gewöhnlich in größerer Ausdehnung dauernd erhält, wird das ventrale meist ganz rückgebildet. Doch scheint ein erst später in der Leberregion auftretendes ventrales Mesenterium auf einen Rest des ursprünglichen zurückgeführt werden zu können (s. S. 461).

Acrania.

Im Gegensatz zu den übrigen Vertebraten erhalten sich in dieser Gruppe auch beim ausgebildeten Tier noch Coelom- bzw. Myocoelhöhlen der Kopf- (oder *Rostral-)region*, und zwar als das Vorderende der Chorda umgebende Hohlräume (Fig. 351). Der ventral der Chorda gelegene Hohlraum nimmt seinen Ursprung aus dem rechten vorderen Urdarmdivertikel (*Entodermsäckchen*). Bei den Cranioten wird das entsprechende Segment als erstes oder *Prämandibularsegment* bezeichnet; es wird hier *ventrale Rostral-* (oder *Schnauzen-)höhle* genannt, weil es ventral der Chorda die ventrale Rostralflosse durchzieht. Die seitlich der Chorda liegenden *lateralen Rostralhöhlen* entstehen als vordere Fortsätze der ersten normal entwickelten, eigentlich zweiten Myotome der Acranier, die auch den zweiten Myotomen der Cranioten homologisiert werden, welche gleichfalls derartige rostrale Fortsätze zeigen. Nicht geklärt ist die Herkunft des dorsal der Chorda zur vorderen Körperspitze ziehenden Kanals (der *dorsalen Rostralhöhle*, s. Fig. 351). Er entsteht sehr frühzeitig, viel früher als die sich ihm caudal anschließenden *Flossenkästchen*; von manchen Forschern werden diese Räume als Coelomräume aufgefaßt; jedoch wird dies nicht allgemein anerkannt.

Das sich an die Rostralregion anschließende Coelom der Mundregion (*Stomocoel*) hat einen sehr komplizierten Aufbau, auf den hier nur in Kürze eingegangen werden kann. Ursprünglich entsteht es, wie die Innervierung des Velums und der Lippe ergibt, hauptsächlich auf der linken Seite. — Es besteht aus der Höhle des Velums (*Velicavum*), den Epipterygial- und den Lippenhöhlen. Die innere der letzteren liegt am Boden der Mundhöhle z. T. zwischen den noch näher zu beschreibenden Epipterygialhöhlen, um ebenso wie die ventral von ihr durch den Lippenmuskel getrennt

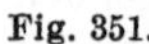

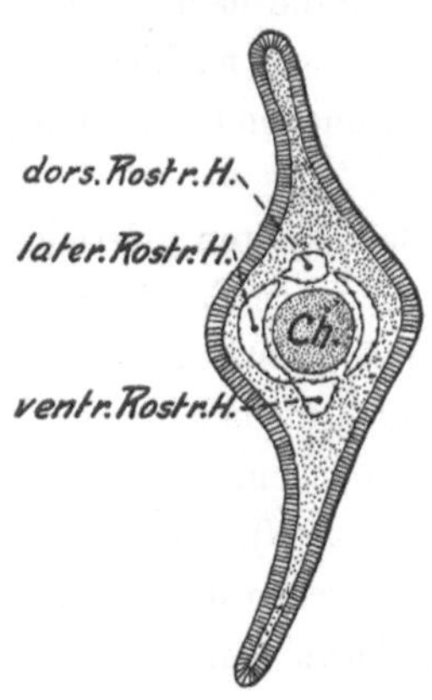

Fig. 351.

Branchiostoma lanceolatum. Querschnitt durch die Rostralgegend (nach VAN WIJHE 1902 vereinfacht, Hautkanälchen fehlen).   C. H.

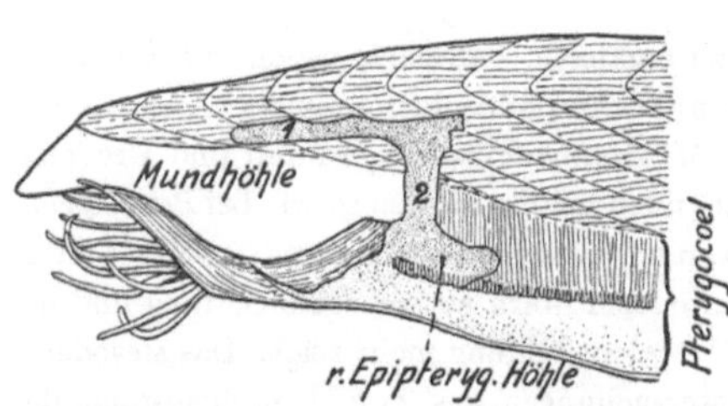

Fig. 352.

Branchiostoma lanceolatum. Vorderende durch Sagittalschnitt halbiert. Blick auf die rechte Seite, *1* horizontal, *2* vertikal verlaufender Teil der rechten Epipterygialhöhle (nach VAN WIJHE 1902).   C. H.

liegende äußere Lippenhöhle die Lippenschenkel entlang zu ziehen. Die Epipterygialhöhlen der rechten und linken Seite werden durch ein nahezu median verlaufendes Septum getrennt; sie erstrecken sich von der Höhe des zweiten Kiemenbogens aus ventral des Velums nach vorn. Die rechte erreicht eine bedeutend größere Ausdehnung als die linke dadurch, daß sich, wie aus Fig. 352 ersichtlich, nahe ihrem Vorderende an der hinteren Wand der Mundhöhle ein erst dorsal auf-

Fig. 353.

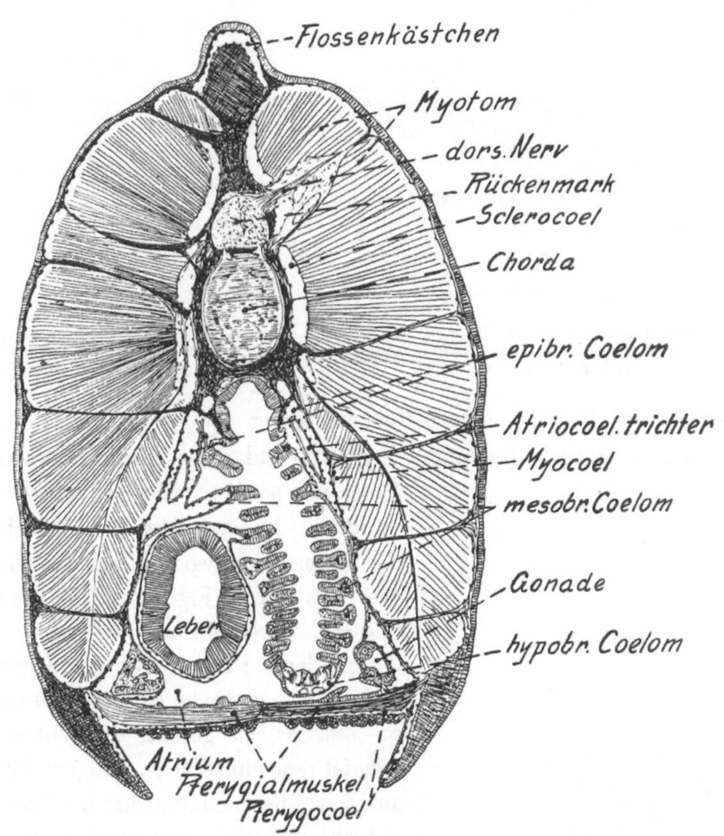

Branchiostoma lanceolatum. Querschnitt durch Kiemendarm- und Leberregion (nach FRANZ 1927). C. H.

steigender (*2*), dann nach vorn umbiegender Hohlraum (*1*) ausstülpt, welcher fast ganz von einem Gefäßnetz — dem *Glomus* — erfüllt ist, von dem erst beim Blutgefäßsystem die Rede sein wird.

In der Kiemendarmregion wird das Coelom (*Splanchnocoel, Branchiocoel*) durch Einwachsen des Peribranchialraums (*Atrium*, vgl. S. 260 und Fig. 353) von ventral her größtenteils verdrängt. Dorsal, an der Seite der Epibranchialrinne, erhält es sich als ein paariger Raum (*epibranchiales* oder *subchordales Coelom*, Fig. 353), ventral der Hypobranchialrinne (Fig. 353 und 354) als ein unpaarer (*hypobranchiales* oder *Endostylcoelom*). Die dorsalen Räume und der ventrale hängen durch in den primären Kiemenbögen aufsteigende Coelomkanäle (*mesobranchiale Leibeshöhle* oder *Kiemenbogencoelom*, Fig. 353 und 355) zusammen; nur der Kanal des ersten Kiemenbogens mündet in die Epipterygialhöhlen des Mundcoeloms und stellt so die Verbindung dieser beiden Coelomabschnitte her.

Fig. 354.

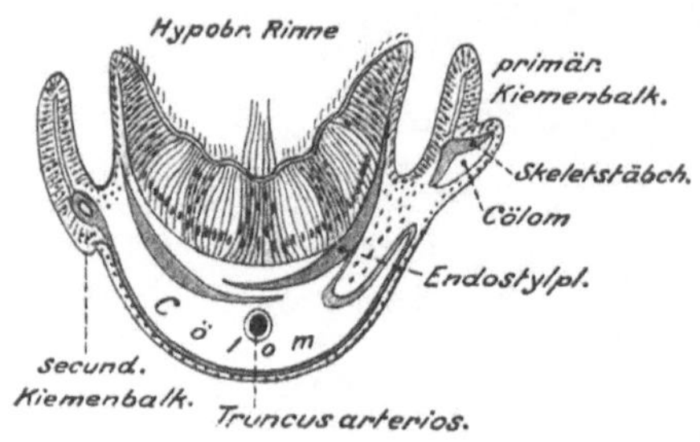

Branchiostoma lanceolatum. Querschnitt durch die Hypobranchialrinne, etwas schematisiert (nach R. LANCASTER 1889).   O. B.

Fig. 355.

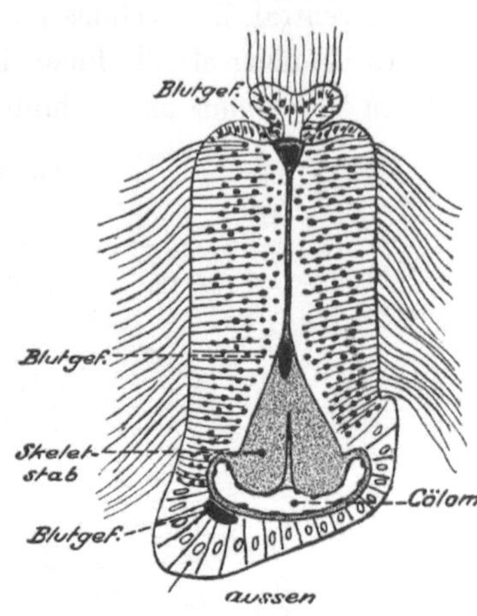

Branchiostoma lanceolatum. Querschnitt durch einen primären Kiemenbogen (nach BOVERI 1891).   O. B.

Dem Bereich des Kiemendarms gehört ferner das ventral des transversalen oder pterygialen Muskels liegende *Pterygocoel* und dessen beide lateralen Anteile, die *Seitenflossenhöhlen* (*Metapleuralhöhlen*) an (s. Figur 353). Es erstreckt sich jedoch hinten über die Kiemendarmregion hinaus bis zum Atrioporus. Wie aus Bd. I, Fig. 81, S. 177 und S. 427 hervorgeht, waren die Ansichten über die Deutung des mittleren Pterygocoels und seiner Seitenfalten und infolgedessen auch des *Pterygial-*(*Transversal-*)*muskels* sehr geteilt, während es jetzt keinem Zweifel mehr unterliegt, daß der Pterygialmuskel aus Zellen der Somatopleura der Seitenplatten hervorgeht und das *Pterygocoel* ein kanalartiger Teil des Coeloms (und kein Lymphraum) ist, der sich vorn in das Mundcoelom öffnet (s. Fig. 352), sonst aber von der Leibeshöhle abgeschlossen ist und hinter dem Atrioporus blind endet.

Fig. 356.

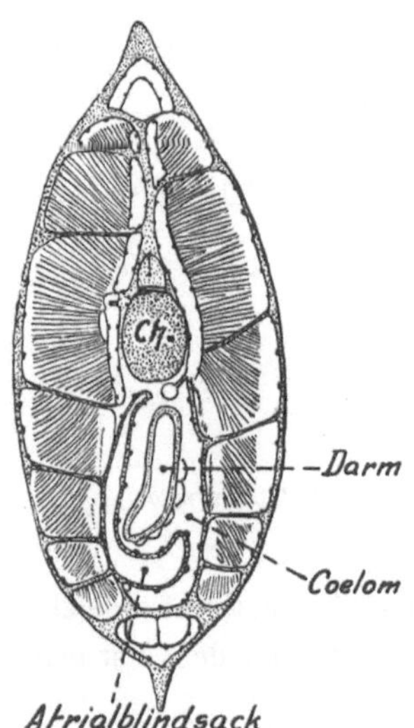

Branchiostoma lanceolatum. Querschnitt zwischen Atrioporus und After (nach FRANZ 1927).   C. H.

Am Übergang des respiratorischen in den nutritorischen Darm stülpt sich in das epibranchiale Coelom jederseits ein kegelförmiger Atriumfortsatz (*Atriocoelomtrichter*, im Querschnitt sichtbar auf Fig. 353) oralwärts durch etwa zwei Segmente ein, welcher, da sein spitzes Vorderende für offen gehalten wurde, als eine Verbindung des Coeloms mit der Außenwelt und daher den Abdominalporen der niederen Fische (siehe diese S. 485) vergleichbar erachtet wurde. Neuere Untersuchungen stellen eine solche Verbindung und die auf sie gegründete Homologie in Abrede.

Hinter dem Kiemendarm breitet sich das Atrium so weit dorsal aus, daß sich das Coelom auf einen capillaren Raum im Umkreis des nutritorischen Darms beschränkt, der durch caudale Vereinigung der Coelomräume der Kiemenregion entsteht. Der Darm ist hier durch ein Dorsalmesenterium an der Körperwand aufgehängt. Hinter dem Atrioporus zieht sich das Atrium zu einem rechtsseitigen Blindsack zusammen, und das Coelom nimmt entsprechend an Umfang zu (Fig. 356). Am After erreicht es seine hintere Grenze.

Craniota.

Die Coelomhöhle entsteht in dieser Gruppe in der oben (S. 455) angegebenen Weise; für die Cranioten ist ferner charakteristisch, daß sich beim Erwachsenen keine Coelomräume in der Kopfregion mehr erhalten, sondern daß das Pericard, welches, am Hinterende des Kiemendarms liegend, das Herz umschließt, den vordersten Coelomabschnitt darstellt.

Bei den *Myxinoiden* und *Petromyzonten* wird zwar, wie früher (S. 320) erwähnt, jede Kiementasche von einem mit Flüssigkeit erfüllten Sack umschlossen (s. Fig. 227, *Lymphraum*), der manchmal zum Coelom gerechnet und dem Kiemenbogencoelom von *Branchiostoma* gleichgestellt wird, ebenso wie der bei *Myxine* den Truncus arteriosus umgebende Hohlraum, in den er mündet, als das hier allein unter den Cranioten noch auftretende Endostylcoelom aufgefaßt wird; doch bedarf es weiterer Aufklärung ob diese Ansichten richtig sind. Ebenso unsicher ist auch, ob die zuweilen schlauchförmigen Mesodermanlagen in den ursprünglichen Visceralbogen zwischen den Kiemenspalten, die sich bei jungen *Ammocoeten* finden, auf die Existenz einer sich hier in die Kiemenregion ausdehnenden Fortsetzung des Rumpfcoeloms schließen lassen.

Wie schon Bd. I, S. 428 und 640 und auch Bd. II, S. 456 hervorgehoben, treten bei den Cranioten embryonal in der prootischen Kopfregion Höhlen auf, die mit den bei den *Acraniern* als *Rostralhöhlen* bezeichneten weitgehend übereinstimmen und ferner durch ihre Beziehungen zur Entstehung der Augenmuskeln von größtem Interesse sind. Man hat sie, ebenso wie die embryonal in der Kiemenregion sich findenden *metaotischen* (auch *occipitalen*) *Höhlen*, den Rumpfsomiten gleichgestellt, also als echte Somiten aufgefaßt. Obgleich ihre mesodermale Entstehung sicher scheint, wird schon länger, besonders aber in letzter Zeit, ihre segmentale Natur und die der ihnen zugeordneten Nerven bezweifelt und daher ihr Vergleich mit den Rumpfsomiten von einigen Forschern abgelehnt.

Auf die Beziehungen der drei vordersten Kopfhöhlen: der *Prämandibular-, Mandibular-* und *Hyoidhöhle*, zu den Augenmuskeln, die sich aus ihrer Wand entwickeln, wurde schon Bd. I, S. 640, hingewiesen. Neuerdings wird dies so dargestellt, daß die Augenmuskeln aus Zellanhäufungen in der Umgebung der Kopfhöhlen hervorgehen und diese allmählich durch ihr Wachstum zum Schwinden bringen.

Die *Rumpfleibeshöhle* der Cranioten reicht, den Darm umschließend, nach hinten bis zum After, kann sich jedoch bei *Fischen* sogar noch über diesen hinaus ausdehnen, indem sie in den ventralen Wirbelbogenkanal eindringt. Ursprünglich war sie ein einheitlicher Raum, in den sich ganz vorn das Herz und dicht hinter ihm die Leber einlagerte. Bei allen Cranioten sondert sich jedoch der vorderste Coelomabschnitt, welcher das Herz enthält, durch eine quere Scheidewand (*Septum pericardiaco-peritoneale = Septum transversum*, auch *ventrales Zwerchfell*) als *Pericardialhöhle* von der folgenden Region (*Peritonealhöhle*) ab (Fig. 358). Mit dem Entstehen dorsal der Pericardialhöhle liegender *Pleurahöhlen* tritt von den *Sauriern* an eine Scheidewand zwischen diesen Höhlen auf (*Membrana pleuro-pericardiaca*), welche sich an die erstgenannte craniodorsal anschließt (Fig. 357) und mit ihr zusammen das *Septum pericardiaco-pleuro-peritoneale* bildet. Eine weitere Scheidewand im Coelom trennt die *Pleurahöhlen* (*Brusthöhle, Thorakal-*

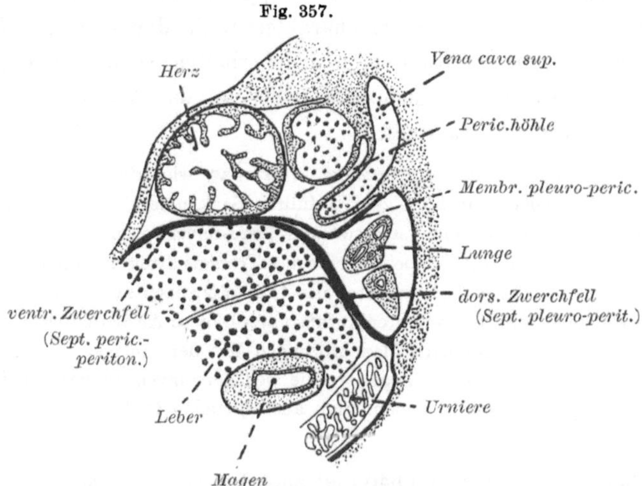

Kaninchenembryo, 18 Tage alt. Sagittalschnitt durch die Zwerchfellregion von links gesehen. Septum pericardiaco-peritoneale + Membr. pleuro-pericardiaca = Septum pericardiaco-pleuro-peritoneale (nach Uskow 1883). C. H.

raum) von dem darauffolgenden Raum (*Abdominal-, Peritoneal-* oder *Bauchhöhle*) ab (*Septum pleuro-peritoneale, dorsales Zwerchfell*). Sie tritt mit dem Septum transversum (ventrales Zwerchfell in Fig. 357) da in Zusammenhang, wo es in die Membrana pleuro-pericardiaca übergeht, und bildet mit dem ersteren zusammen das *Diaphragma* (Zwerchfell) (Fig. 357). Von dieser Scheidewand finden sich die ersten Andeutungen schon bei den *Amphibien*; ausgeprägter ist sie bei den *Sauropsiden*; erst bei den Mammaliern wird sie jedoch zu einer vollkommen selbständigen Scheidewand der Körperhöhlen. Die Vorgänge bei der Sonderung dieser Höhlen sollen später näher erörtert werden.

Die Mesenterien. Die Wand der Leibeshöhle wird vom Peritoneum (Bauchfell) gebildet, das aus einem flachen Epithel (Endothel) und einer Bindegewebslage (Membrana propria) besteht. Man unterscheidet, ebenso wie bei den Gliederwürmern (s. Fig. 278C, S. 387) ein äußeres parietales Blatt (*Somatopleura*) und ein inneres viscerales Blatt (*Splanchnopleura*), welch letzteres den Darm und die sonstigen sich in die Leibeshöhle einsenkenden Organe überzieht. In der Medianebene des Körpers bildet sich dorsal und ventral vom Darm durch Aneinanderlegen der visceralen Blätter beider Körperseiten das dorsale und das ventrale Mesenterium; auch die Mesenterien der übrigen Organe (z. B. Nieren, Gonaden usw.) entstehen in gleicher Weise und werden daher als zweiblättrig bezeichnet.

Wie hervorgehoben, ist der Darm ursprünglich in ganzer Länge durch ein dorsales Mesenterium in der Rückenlinie des Coeloms aufgehängt. Dieses ursprüngliche Dorsalmesenterium (*Mesenterium commune*) bleibt häufig in der ganzen Länge des Darms erhalten. Dies gilt namentlich für die meisten *Reptilien* und *Säuger*, wogegen bei den übrigen Gruppen in seinem Verlauf häufig Durchbrechungen durch ein bis mehrere Löcher auftreten; ja, es kann sogar zu einer völligen Rückbildung kommen, wie bei den *Petromyzonten*, deren Darm die Leibeshöhle ganz frei durchzieht, wogegen die *Myxinoiden* ein vollständiges dorsales Mesenterium besitzen. Auch das Dorsalmesenterium der *Teleosteer* ist nur selten vollständig, häufig sogar in einzelne Bänder zerfallen. Nach den einzelnen Abschnitten des ausgebildeten Darms, an welche sich das Dorsalmesenterium heftet, unterscheidet man gewöhnlich, besonders bei den *Mammaliern*, ein *Mesogastrium*, *Mesoduodenale* und *Mesorectum*.

Das *Ventralmesenterium* umschließt in seiner vordersten Region ursprünglich das Herz, so daß dies durch ein dorsales Mesenterium (*Mesocardium dorsale* oder *posterius*) am Oesophagus, durch ein ventrales (*Mesocardium ventrale*) an der Ventralwand der Leibeshöhle angeheftet ist. Diese beiden Mesenterien bilden sich jedoch frühzeitig beim Embryo zurück und zwar das letztere vollständig. Die Leber entwickelt sich dicht hinter dem Herzen in das ventrale Mesenterium hinein und wird daher von ihm mit der Ventralseite des Darms verbunden. Bei der später gewöhnlich eintretenden Rückwärtsverlagerung der Leber, welche mit der Verlängerung des Vorderdarms Hand in Hand geht, erhält sich dies Mesenterium zwischen der Leber, dem Magen und Anfang des Mitteldarms wohl allgemein als das *Ligamentum hepato-gastricum* und das *Ligamentum hepato-duodenale* (oder *Omentum minus*, kleines Netz, besonders bei Mammaliern; s. Fig. 372, S. 473), kann aber ebenfalls häufig Durchbrechungen zeigen. Weiterhin ist die Leber durch ein Mesenterium (Ligament) mit der Mittellinie der ventralen Körperwand verbunden (embryonal = ein Teil des Mesohepaticum anterius; beim Erwachsenen: Ligamentum suspensorium hepatis = falciforme hep. bes. der menschlichen Anatomie [Fig. 372, S. 473]), das meist gleichfalls als ein Rest des ursprünglichen Ventralmesenteriums gedeutet wird; für alle Vertebraten scheint dies freilich nicht sicher. Die übrigen Abschnitte des ursprünglichen Ventralmesenteriums hingegen werden gewöhnlich stark bis völlig rückgebildet oder (z. B. Säuger, einschließlich Mensch) garnicht mehr angelegt. Erhalten bleibt es jedoch in der hinteren Leibeshöhlenregion gewisser Ganoiden (*Lepidosteus*) und mancher Knochenfische (z. B. *Salmoniden*, *Clupeiden*); doch ist fraglich, ob es wirklich das Primäre ist, oder vielleicht erst durch nachträgliche Verwachsung entstanden. Unter den Lungenfischen soll bei *Lepidosiren* das Ventralmesenterium am vollständigsten persistieren. — Auch bei den *Amphibien* erhält sich das Ventralmesenterium in der Kloaken- und Enddarmregion, indem es vom Rectum zur Harnblase zieht, die in ihm eingelagert ist. Von hier aus erstreckt es sich weiter zur Mittellinie der Bauchwand, wo es die Vena abdominalis aufnimmt. Auch bei den *Amnioten*, welche eine Harnblase besitzen, erhalten sich Reste des Ventralmesenteriums in ähnlicher Beziehung zu ihr.

Indem der Mitteldarm der höheren Cranioten allmählich stark auswächst und zahlreiche Schlingen bildet, muß sich das Dorsalmesenterium, welches in gerader Linie von der dorsalen Mittellinie der Leibeshöhlenwand entspringt, den Darmschlingen entsprechend, in viele Falten legen, weshalb es den Namen Gekröse erhalten hat.

Die Darmarterien verlaufen von der Aorta am Mesenterium entlang zum Darm. Bei den primitiven Amphibien finden sie sich in großer Zahl und annähernd metamerer Anordnung; bei den höheren Amphibien rücken die hinteren Arterien allmählich mehr nach vorn und vereinigen sich meist zu zwei großen Darmgefäßen. Hiermit, wie mit anderen Momenten, hängt es zusammen, daß sich das reich gefaltete Mesenterium der Mitteldarmschlingen (Mesoduodenale) von seiner relativ kurzen sagittalen Ursprungslinie an der dorsalen Leibeswand mehr transversal ausbreitet. Diese Ursprungslinie ähnelt daher einer Wurzel, von welcher das Mesenterium ausgeht.

Fig. 358.

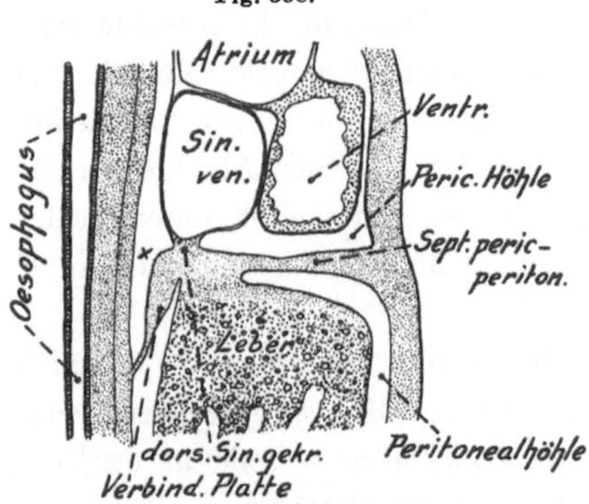

Acanthias vulgaris, Embryo. Sagittalschnitt durch die Gegend des Septum pericardiaco-peritoneale von rechts gesehen. Schematisiert, bei × Einmündung des definitiven Ductus pericardiaco-peritonealis in die Pericardialhöhle; die Mündungen in die Peritoneahöhle rechts und links der Verbindungsplatte daher in dieser Ansicht nicht zu sehen (nach HOCHSTETTER 1902).   C. H.

Schon bei den *Anuren* ist diese *Radix mesenterii* angedeutet, tritt aber bei den *Amnioten* und besonders den *Säugern* viel schärfer hervor. Auch kann bei letzteren die Ursprungslinie der Radix schief nach caudal und rechts ziehen, also ihre ursprünglich sagittale Befestigung etwas verschoben sein (s. Fig. 372, S. 473).

Die weitere Komplikation der Mesenterien steht in engem Zusammenhange mit der Ausbildung verschiedener Leibeshöhlenräume und der sie trennenden Scheidewände und soll daher gemeinsam mit diesen besprochen werden. Zunächst sei auf die *Trennung der Leibeshöhle in die Pericardial- und Peritonealhöhle* näher eingegangen.

Bei der Abtrennung der ursprünglich ganz vorn in der Pharynxregion liegenden Pericardialhöhle von der bei den *Fischen* außer ihr allein existierenden Peritonealhöhle spielt die Leber eine wichtige Rolle, von der bereits erwähnt wurde, daß sie dicht hinter der Herzanlage in das Ventralmesenterium hineinwächst. Der bindegewebige Überzug der cranialen Leberfläche, welcher sich später größtenteils von der Leber isoliert (s. Fig. 358, *Septum pericardiaco-peritoneale*), sowie das sich ventrocaudal anschließende, die Leber mit der Bauchwand verbindende embryonale *Mesohepaticum anterius* (wie erwähnt, ein Teil des ventralen Mesenteriums) verschließen die Kommunikation der Pericardial- mit der Peritonealhöhle medial. Lateral gesellen sich hierzu zwei horizontal verlaufende *mesodermale Substanzbrücken*, welche durch Verwachsung der Somatopleura mit der Splanchnopleura entstanden sind und die Ductus Cuvieri zum Sinus venosus leiten. Dorsal und ventral von ihnen bleiben zunächst je zwei Öffnungen in dem so entstandenen *Septum pericardiaco-peritoneale* bestehen, welche aus der Pericardhöhle in die Peritonealhöhle führen (Fig. 359). Die ventralen schließen sich bald durch Falten, die von den lateralen Leibeswänden auf die Leber zuwachsen und sich mit deren cranialer Bindegewebsplatte verbinden (*die seitlichen Schlußfalten*). Diese Bindegewebsplatte hat sich inzwischen auch — mit Ausnahme ihres Dorsalteils (*des dorsalen Sinusgekröses*, s. Fig. 358) — von der Wand des Sinus venosus getrennt. Die dorsalen, seitlich des dorsalen Darmmesenteriums gelegenen Öffnungen hingegen (Fig. 359) verkleinern sich erst später durch Verwachsung der dorsalen und seitlichen Oesophaguswand mit der Leibeswand und schließen sich endlich, wodurch die Bildung einer lückenlosen Scheidewand des *Septum pericardiaco-peritoneale (ventrales Zwerchfell)* beendet ist. Dieser Zustand bleibt bei den meisten Wirbeltieren dauernd erhalten; bei den *Selachiern* hingegen (und einigen anderen Formen, die später erwähnt werden sollen) stellen sich sekundär und unabhängig von den ursprünglichen neue Verbindungen her.

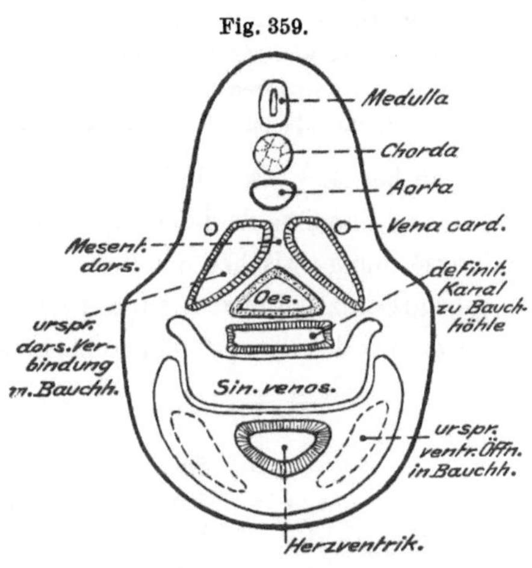

Acanthias vulgaris. Querschnitt in der Region des Pericards. Schematisch. Die ursprünglichen dorsalen und ventralen Öffnungen der Pericardial- in die Peritonealhöhle und der in Bildung begriffene definitive Ductus pericardiaco-peritonealis (nach HOCHSTETTER 1902).   C. H.

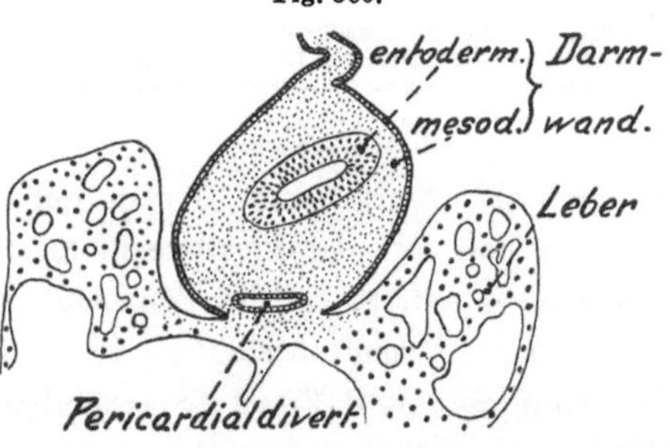

Acanthias vulgaris (Embryo, 26 mm lang), Querschnitt durch Darm und Leber in der Höhe des Pericardialdivertikels (nach HOCHSTETTER 1902).   C. H.

Durch Einwachsen eines *Pericardialdivertikels* in die ventrale Oesophaguswand (s. Fig. 358 und 360) wird von dieser eine mesodermale Gewebsplatte — die *Verbindungsplatte* — abgetrennt, und es entsteht hier ein caudalwärts führender Gang, der sich spaltet und durch zwei Öffnungen in die Peritonealhöhle mündet (Fig. 361) —

der definitive *Ductus pericardiaco-peritonealis*. Er stellt nun die einzige Verbindung dieser beiden Körperhöhlen dar.

Nach neueren Untersuchungen sollen die dorsalen Verbindungen nicht ganz rückgebildet werden, sondern sich an der Bildung der definitiven beteiligen, indem sie durch Wachstum des Oesophagus caudalwärts gewandert sind und deren peritoneales Ende bilden. Auch die Entstehung des unpaaren Anfangs, sowie der Verbindungsplatte wird anders gedeutet, indem die letztere als aus dem ventralen Mesenterium hervorgegangen angesehen wird.

Auch bei *Acipenser* findet sich noch dieser Verbindungskanal zwischen Pericardial- und Bauchhöhle dauernd, während bei den *Myxinoiden* nur eine kleine Verbindungsöffnung zwischen der Pericardialhöhle und der Peritonealhöhle rechts am Oesophagus erhalten bleibt; auch *Ammocoetes* besitzt sie noch; bei den erwachsenen *Petromyzonten* dagegen ist sie geschlossen. Bei allen anderen Cranioten bleibt, wie gesagt, die Scheidewandbildung (*Septum pericardiaco-peritoneale*) vollständig, die Pericardialhöhle also ganz gegen die Bauchhöhle abgeschlossen. Die Bildung des Septums der Tetrapoden verläuft im allgemeinen ähnlich wie oben geschildert; doch beteiligt sich das mediane, ventrale Lebermesenterium, das Mesohepaticum anterius, da es frühzeitig zurückgebildet wird, häufig nicht mehr an seiner Entstehung (*Dipnoer, Amphibien, Anguis*); in diesem Fall

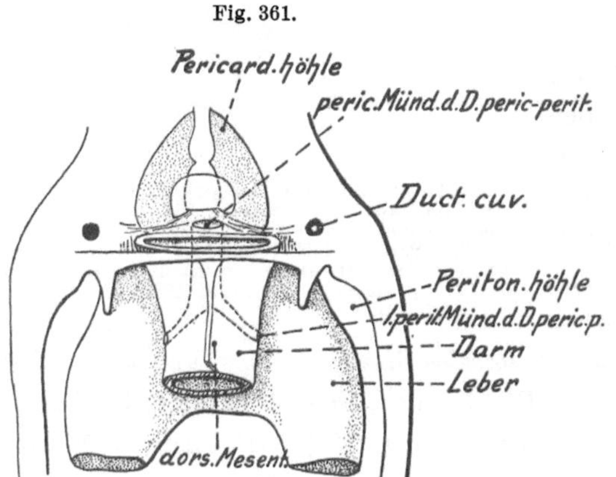

Acanthias vulgaris, erwachsen, von dorsal gesehen. Verlauf und Mündungen des Canalis pericardiaco-peritonealis in Pericardial- und Peritonealhöhle (nach GOODRICH 1918/19).
C. H.

findet sich also ventral vom Herzen nur eine einfache Kommunikationsöffnung der Pericardial- mit der Peritonealhöhle, oder es tritt ventral überhaupt keine Öffnung mehr auf, so bei den *Mammaliern*, wo gewöhnlich nur zwei dorsale Öffnungen vorübergehend bestehen. Ausnahmen hiervon bilden, soweit bekannt, z. B. *Kaninchen* und *Ziesel* (*Spermophilus citillus*), bei denen zwei ventrale schlitzförmige Öffnungen, welche später verschwinden, an Embryonen von 12—21 Urwirbeln gefunden wurden.

Pericard (*Herzbeutel*). Bei den *Cyclostomen* und *Fischen*, deren Herz die ursprüngliche vordere Lage bewahrt, ist, abgesehen vom Septum pericardiaco-peritoneale, die übrige Wand der Pericardialhöhle nicht frei (s. Fig. 358, S. 462), sondern hängt mit den angrenzenden Körperwänden dicht zusammen. Dieser Zustand erhält sich auch bei allen höheren Formen, deren Herz noch ähnlich gelegen ist (*Amphibien*, viele niedrige *Saurier*). Bei den übrigen Amnioten dagegen rückt das Herz samt dem Herzbeutel bei der Halsbildung mehr oder weniger weit nach hinten, wobei das Pericard gleichzeitig auch wirklich beutelartig wird. Dieses Verhalten entsteht dadurch, daß die Pleuroperitonealhöhle sich zuerst dorsal und weiterhin, mit dem An-

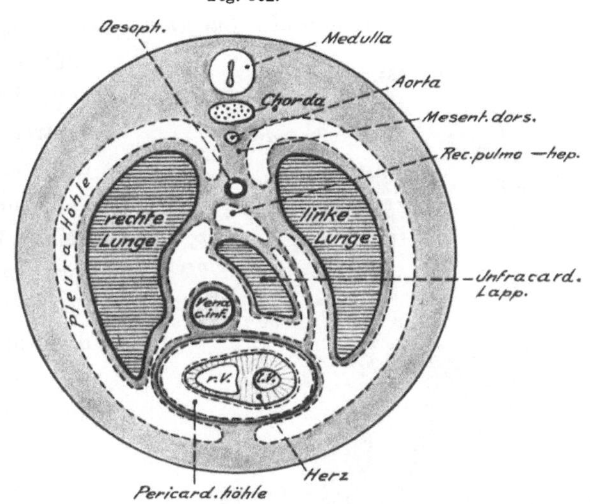

Querschnitt durch den Thorax eines Katzenembryo von 25 mm Länge (schematisch) (nach HOCHSTETTER, — HERTWIG, Hdb. d. vgl. Entw.-Gesch.).   O. B.

wachsen der Lungen, auch seitlich um das Pericard ausdehnt und es immer mehr von den Körperwänden ablöst (Fig. 362); bei Säugern mit infracardialem Pleuraraum löst dieser es auch vom Zwerchfell (Fig. 373, S. 474).

Entstehung der Pleurahöhlen. In frühen Embryonalstadien stehen die cranialen, paarigen Teile der Pleuroperitonealhöhle durch die *Ductus pleuropericardiaci* (die den ursprünglichen dorsalen Verbindungen der Pericardial- mit der Peritonealhöhle der Selachier entsprechen) mit der *primitiven Pericardialhöhle* in offner Verbindung; ihre Trennung von

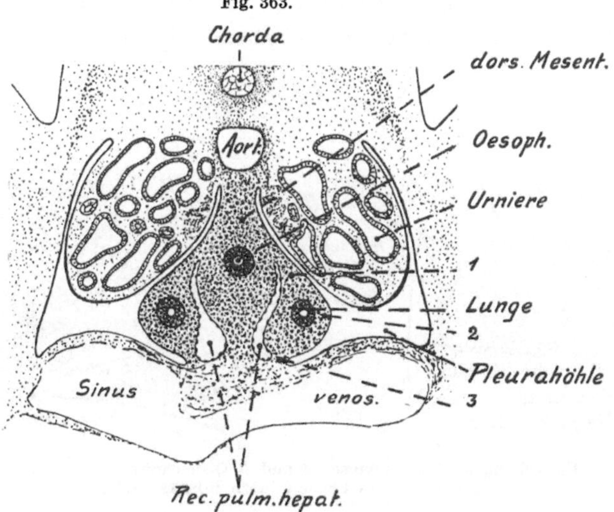

Lacerta muralis, Embryo von 2½ mm Kopflänge. Querschnitt durch die Pleurahöhlen mit Urnieren und Lungenanlagen. Etwas schematisiert. *1, 2, 3* Teile des Nebengekröses, siehe Text (nach Präparat von E. KALLIUS).   C. H.

der Pericardialhöhle wird durch die *Membrana pleuropericardiaca* herbeigeführt, deren Entstehung wir später näher kennenlernen werden. An ihren Dorsalwänden entstehen die Urnieren (Fig. 363); vor allem aber wachsen die Lungen in sie hinein, weshalb sie nun auch als primitive Pleurahöhlen bezeichnet werden.

Entwicklung der entodermalen Lungen und der Nebengekröse. Die entodermalen Anlagen der *Tetrapodenlungen* entwickeln sich als seitliche bis ventrale Ausstülpungen des Vorderdarms, welche sich in rechts und links vom Darm gegen die Leibeshöhle leistenförmig vorspringende Splanchnopleurafalten (Fig. 364 und 365) — die Anlagen der beiden „*Nebengekröse*" (*Nebenmesenterien*) — einsenken. Indem die Lungen allmählich größer werden, wachsen sie immer weiter caudalwärts in jenen vor und stülpen die mesodermalen Anlagen auch seitlich aus. Dadurch werden diese Nebengekröse in ihrer dorsoventralen

Fig. 364.

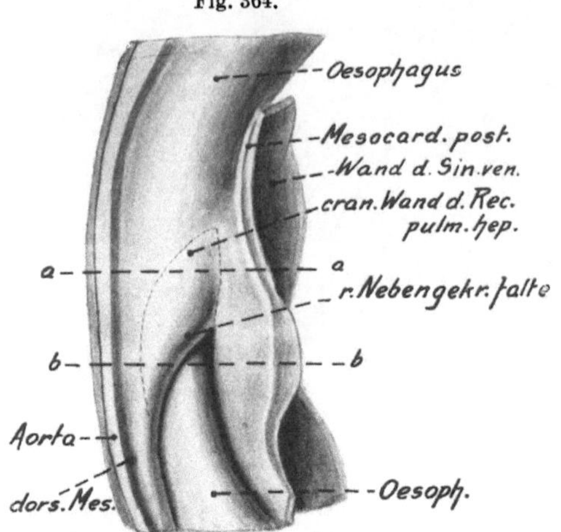

Vogelembryo, Modell der Entstehung des rechten Nebengekröses, Darm von der Seite gesehen (nach RÖSLER 1911).   C. H.

Ausdehnung in drei Abschnitte geteilt (Fig. 363):

1. Den dorsal der Lunge liegenden Teil, der in Verbindung mit dem dorsalen Darmgekröse steht (das *dorsale Lungenligament*) (Fig. 363, *1*).

Fig. 365.

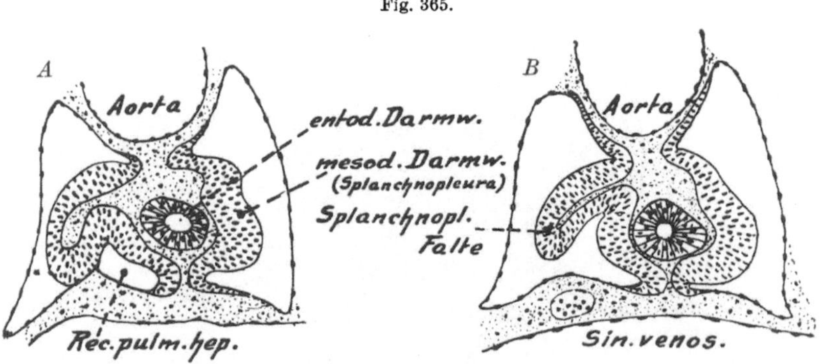

Vogelembryo, Entstehung der Nebengekröse. *A* und *B* Querschnitte, etwa in der Höhe der Linien *a a* und *b b* in Fig. 364 (nach RÖSLER 1911).   C. H.

2. Den die Lunge umgebenden Teil (*Lungenflügel, mesodermale Lungenanlage*; Fig. 363, *2*).

3. Den ventralen Teil, der, wie wir sehen werden, Anschluß an die Wand des Sinus venosus und die Leber erhält und daher als *Ligamentum hepato-pulmonale*

(oder *ventrales Lungenligament* [zuweilen auch Ligamentum pulmonale accessorium]) bezeichnet wird (Fig. 363 und 366).

Das rechte Nebengekröse wird in seiner Gesamtheit auch als *Ligamentum hepato-cavo-pulmonale* bezeichnet, weil es, wie wir sehen werden, caudal in Beziehung zur Vena cava tritt, das linke hingegen als *Ligamentum hepato-pulmonale*, welcher Name jedoch auch (s. oben) für seinen ventralen Teil verwandt wird. Im allgemeinen entwickelt sich das rechte Nebengekröse früher (s. Fig. 365 *A* und *B*) und auch stärker als das linke, und dieses letztere bildet sich in seinem ventralen Teile häufig (z. B. *Schlangen* und *Säuger*) schon frühzeitig wieder zurück.

Peritonealbuchten. Durch die Entwicklung der Nebengekröse entstehen zwischen ihnen, dem Darm und dem Sinus venosus, bzw. der Leber, Leibeshöhlen-

Fig. 366.

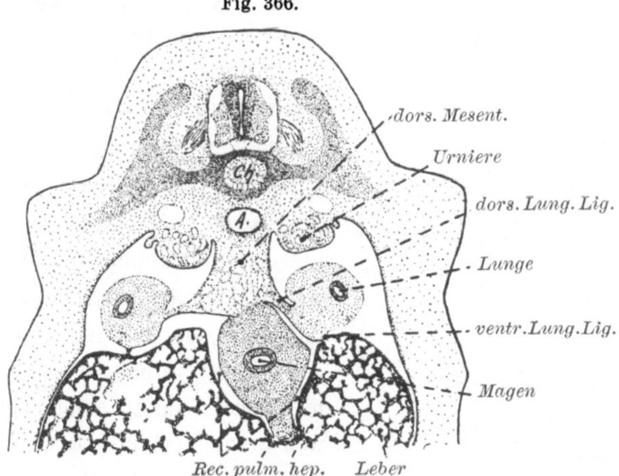

Querschnitt durch Entenembryo, 6 Tage alt, in der Drüsenmagenregion, leicht schematisiert
(nach Präparat von E. KALLIUS).   C. H.

räume, welche zunächst dorsal und cranial, dann auch seitlich von ihnen begrenzt werden (Fig. 364 und 365, *A* und *B*) und endlich durch ihr ventro-caudal gerichtetes Wachstum zu tiefen Buchten, den *Recessus pulmo-hepatici* (Fig. 363—366 oder *pneumato-enterici*), ausgebildet werden. Das Nebengekröse der rechten Lunge setzt sich caudal von ihr noch weiter fort und endet in eine dorsale, frei in die Leibeshöhle hängende Falte, die, da die Vena cava in sie eintritt, als *Plica venae cavae* (auch *Hohlvenengekröse*) benannt wird. Dieser caudal der Lunge liegende Teil des Nebengekröses bildet in der Magengegend, zusammen mit der Leber, die seitliche und ersteres die dorsale Begrenzung des sich rechtsseitig bis hierhin fortsetzenden Recessus, der medial vom Magen, ventral von der Fortsetzung des *Ligamentum hepato-entericum* — dem *Ligamentum hepato-gastricum* (oder *Omentum minus*) — und der Leber begrenzt wird. Nach den Organen, welche die Buchten begrenzen, werden die vorderen paarigen, wie erwähnt, *Recessus pulmo-hepatici* (Fig. 363 und 366, auch pneumato-enterici) ge-

30*

nannt und die caudale Fortsetzung der rechten beim Erwachsenen als Bursa hepato-enterica (oder Bursa hepato-pulmo-enterica) oder, namentlich bei den *Säugern*, als *Bursa omentalis* bezeichnet.

Während die oben vorgetragene Ansicht annimmt, daß die Bildung der Buchten im wesentlichen passiv, durch das Wachstum der Nebengekröse, bedingt ist (s. Fig. 364), nimmt eine andere an, daß sie sich durch einen Einstülpungsvorgang des Peritoneums bilden und ihre Aufgabe darin bestehe, die sie begrenzenden Organe voneinander zu isolieren. Ihre Entwicklung soll hiernach von caudal nach cranial in der Weise vor sich gehen, daß der rechte craniale Recessus (Rec. pneumato-entericus) nur eine Ausstülpung des caudalen darstelle. Der letztere wird als aus einem ventralen Anteil, dem *Recessus hepato-entericus* und einem dorsalen, dem *R. mesenterico-entericus*, zusammengesetzt geschildert, der den Namen *R. hepato-mesenterico-entericus* führt und mit dem *R.* (oder *Bursa*) *hepato-pulmo-entericus* identisch ist. Der craniale Recessus der linken Seite hingegen soll sich direkt von der Peritonealhöhle her zwischen Lunge und Oesophagus einstülpen.

Allgemein charakteristisch für den rechtsseitigen Recessus ist, daß er ursprünglich durch eine caudale rechtsseitige Öffnung (*Foramen hepato-entericum, F. epiploicum = F. Winslowi* der Säuger) mit der Peritonealhöhle in Verbindung bleibt, welche sich dadurch bildet, daß das caudale Ende des rechten Nebengekröses, welches ihre craniale Begrenzung darstellt, mit freiem, meist concavem Rande endigt und keine Verbindung zu den ihm caudal gegenüberliegenden Organen erhält. Verwächst es hingegen mit ihnen, so führt dies sekundär, wie in dem auf Fig. 367 dargestellten Falle (*Salamandra*), zum Abschluß des Foramens.

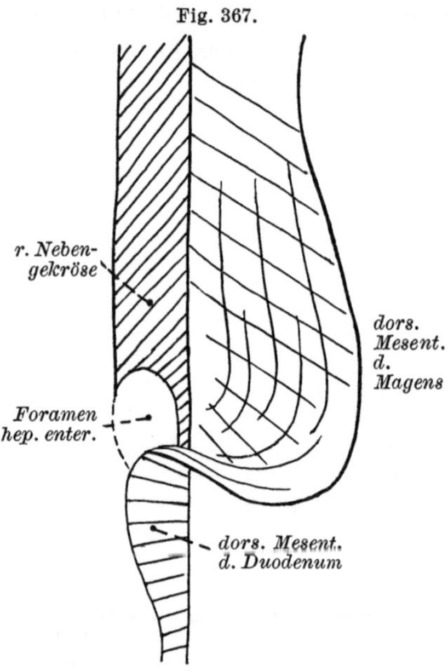

Embryo von Salamandra maculosa, Umgebung des Foramen hepato-entericum, schematisiert (nach MATHES 1895). C. H.

Die früher vertretene Ansicht hingegen, daß der Recessus ursprünglich geschlossen und seine Verbindung mit der Leibeshöhle eine sekundäre (durch Perforation entstehende) sei, besteht nicht zu Recht.

Die geschilderten Recessus treten in der Reihe der Wirbeltiere sehr weit verbreitet und in ihrer ersten Anlage meist in übereinstimmender Weise auf. Ihre weitere Fort-, bzw. spätere Rückbildung zeigt jedoch vielerlei Unterschiede, auf die hier kurz eingegangen werden muß.

Unter den *Fischen* sind bei den *Selachiern* im embryonalen Zustande rechtsseitige Recesse bekannt, welche jedoch nur bei einigen Formen (z. B. *Spinax niger*) erhalten bleiben und auch hier denen anderer Wirbeltiere nicht entsprechen, da sie von den Urnierenfalten (über diese s. S. 474) begrenzt werden. Ein linker Recessus scheint hier, ebenso wie bei *Ceratodus*, zu fehlen, von dem gleichfalls nur der rechte bekannt ist, der jedoch im ausgebildeten Tiere eine so weite Verbindung mit der Peritonealhöhle hat, daß er nur als eine taschenartige Bildung erscheint.

Bei den *Amphibien* bilden sich rechts und links vom Darm Recesse aus. Der der linken Seite bleibt im Gegensatz zu dem vieler Amnioten, besonders der *Säugetiere*, auch beim erwachsenen Tier in relativ großer Ausdehnung zwischen Lunge und Leber erhalten und steht in weiter Verbindung mit der Leibeshöhle dadurch, daß das linke Ligamentum hepato-pulmonale sich später ventral und caudal zurückbildet. Die ursprüngliche Verbindung des rechten Recessus mit der Leibeshöhle durch das *Foramen hepato-entericum* bleibt bei den Anuren im allgemeinen erhalten (fehlt *Pipa*, gelegentlich *Alytes*, *Rana*); bei den meisten *Urodelen* (mit Ausnahme von *Menopoma*, *Cryptobranchus* und gelegentlich *Siren lacertina*) schließt es sich embryonal dadurch, daß das caudale Ende des rechten Nebengekröses, welches das Foramen cranial und dorsal begrenzt, mit dem ihm caudal gegenüberliegenden dorsalen Gekröse des Duodenums verwächst. Sekundäre Verbindungen mit der Peritonealhöhle bilden sich durch Perforationen des dorsalen und ventralen Magengekröses. Diese Befunde gaben Veranlassung, daß, wie schon erwähnt, früher angenommen wurde, jede Verbindung der Bursa mit der Leibeshöhle (also auch das Foramen Winslowi der Säuger) entstehe auf diese Weise.

In prinzipiell gleicher Weise geht die erste Entstehung der Recesse bei den *Reptilien* vor sich; doch zeigt ihre weitere Entwicklung und ihre endgültige Ausbildung auch innerhalb der Klasse manche Verschiedenheit. Schon in der Ordnung der *Saurier* finden sich Übergänge von gut ausgebildeten Recessen bis zu völligem Fehlen derselben; doch scheinen hier weitere Untersuchungen notwendig, da die ursprüngliche Annahme, daß z. B. die *Tejiden* nur dorsale Lungenligamente besitzen und ihnen daher beiderseits die Recesse fehlen, sich als falsch erwiesen hat und ein rechtsseitiger Recessus bei ihnen festgestellt wurde, der hier statt von der Leber vom Septum posthepaticum (s. dieses S. 481) begrenzt wird.

Charakteristisch ist im allgemeinen für die Reptilien, daß die cranialsten Teile der beiderseitigen Buchten, die Recessus pulmo-hepatici, sehr bald Rückbildungen erleiden, die dazu führen, daß (z. B. bei *Emys*, *Lacerta*, *Anguis* und vielen *Schlangen* mit stark rückgebildeter linker Lunge) die linke Bucht völlig schwindet. Nur bei den *Krokodilen* bleibt der linke Recessus pulmo-hepaticus als ein durch Verwachsung des linken Nebengekröses und der linken Magenwand mit der Körperwand allseitig geschlossener Sack erhalten. Er wird, da das ihn seitlich begrenzende Nebengekröse nicht die linke Lunge (welche ihm seitlich ansitzt) enthält, sondern von Lebergewebe erfüllt ist, beim Embryo auch als Recessus (später als Saccus) hepato-gastricus bezeichnet (Fig. 368 und 369), obgleich er sonst dem rechten Recessus pulmo-hepaticus (Fig. 368) völlig entspricht. Die rechte Bucht behält bei den *Sauriern* die Verbindung mit der Leibeshöhle (Ausnahme Amphisbaeniden), und diese entspricht dem Foramen Winslowi der Säugetiere, ebenso wie der zwischen caudalem Teil des rechten Nebengekröses, Leber, ventralem und dorsalem

Magengekröse und Magen liegende Raum dem Vorraum des Netzbeutelraums (Vestibulum bursae omentalis) der Säugerembryonen entspricht. Bei den *Schlangen,* den meisten *Schildkröten* (Ausnahme *Thalassochelys*) und auch den *Krokodilen* dagegen schließt sich die Öffnung durch Verwachsung des caudalen Endes des rechten Nebengekröses mit dem Dünndarmgekröse. Der Recessus pulmo-hepaticus (Figur 368) vergrößert sich bei den letzteren caudal beutelartig durch Linksdrehung des Magens und die damit zusammenhängende Verlängerung und nach links Verschiebung des dorsalen Magengekröses, welches die Wand seines nun als *Netzbeutel* bezeichneten Teils bildet. Durch die von caudal her in ihn

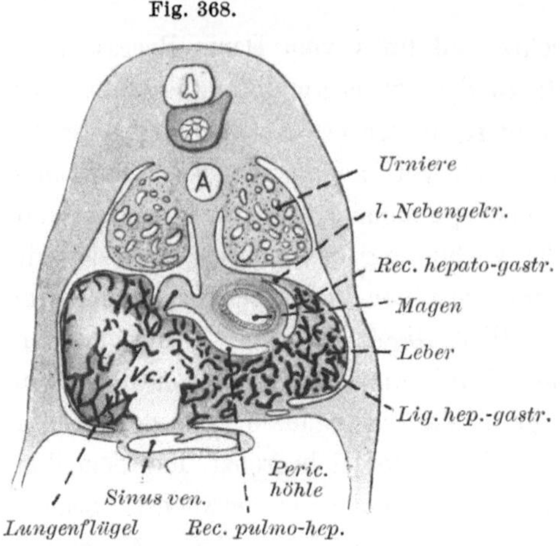

Fig. 368.

Crocodilus madagascensis, junger Embryo. Querschnitt caudal von den Lungen (nach Hochstetter 1906).   C. H.

einwachsende Plica arteriae coeliaco-mesentericae wird dieser Netzbeutel von dem rechts gelegenen caudalen Teil des Recessus (caudal von dem in Fig. 369 abgebildeten Schnitt) abgetrennt und obliteriert schließlich embryonal, so daß

Fig. 369.

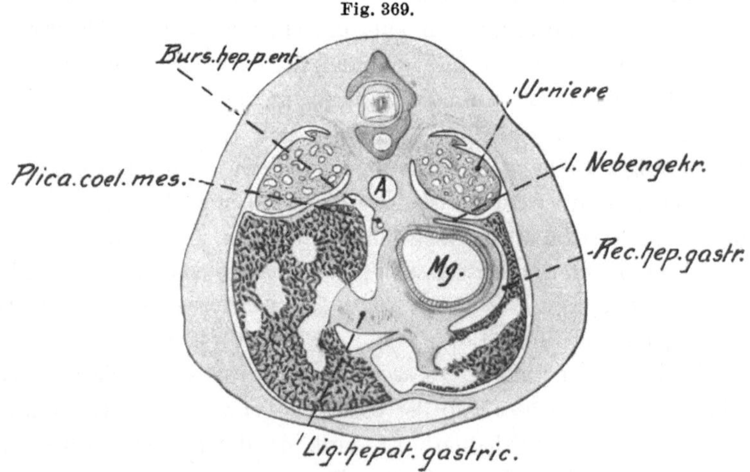

Crocodilus madagascensis, älterer Embryo (16,1 mm Kopflänge), Querschnitt durch die Magengegend (nach Hochstetter 1906).   C. H.

der allein erhalten bleibende, durch Abschluß des Foramen hepato-entericum nun allseitig geschlossene Saccus hepato-pulmo-entericus der erwachsenen Krokodile (Fig. 379 *B*, S. 478) in seinem caudalen Teil nur dem rechts der Plica coeliaco-mesentericae liegenden Abschnitt der embryonalen Bursa hepato-pulmo-enterica entspricht (s. Fig. 369, Hinweisstrich zur Bursa) und den Krokodilen ein Netzbeutel fehlt.

In Bezug auf die Entwicklung und endgültige Ausbildung dieses rechtsseitigen Recessus (s. Fig. 370) stehen die Verhältnisse der *Vögel* denen der Krokodile sehr nahe; doch soll nicht bei allen Vögeln der Netzbeutel schwinden, sondern z. B. beim Schneehuhn und Birkhuhn erhalten bleiben. Ein wesentlicher Unterschied aber besteht in dem Verhalten des linken Recesses, der sich hier bis zur Mitte des Muskelmagens nach hinten erstreckt und in dieser Gegend linksseitig durch ein Gekröse abgeschlossen wird, welches den linken lateralen Leberlappen mit dem Muskelmagen verbindet, während er in der Region des Drüsenmagens diesen linksseitig umgibt und von der Fortsetzung des linken Nebengekröses dorsal, mit dem ihm eingeschlossenen, linken abdominalen Luftsack, und seitlich begrenzt

Fig. 370.

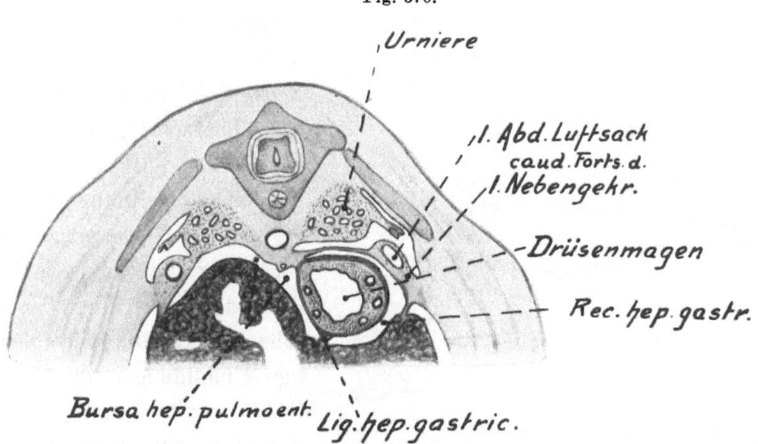

Hühnerembryo (15 mm Kopflänge). Dorsale Hälfte eines Querschnitts in der Höhe des Drüsenmagens (nach HOCHSTETTER 1906). C. H.

wird (Fig. 370); cranial reicht er bis zum caudalen Oesophagusende, nachdem sein cranialster Abschnitt, ebenso wie der des rechtsseitigen Recessus pulmo-hepaticus, sich rückgebildet hat. Er wird ebenso wie die gleiche Bucht der Krokodile vielfach als Recessus hepato-gastricus bezeichnet, bildet sich jedoch nie zu einem Saccus um, sondern bleibt zeitlebens mit der Peritonealhöhle in offener Verbindung. Das sich an der Bildung der Recessuswand beteiligende Mesogastrium dorsale bleibt meist nur in der Region des Drüsenmagens vollständig erhalten (Fig. 370), schwindet aber am Muskelmagen zum Teil (Ausnahme z. B. Gans u. a., bei denen es auch hier erhalten bleibt), wodurch beide Recesse zuweilen miteinander in Verbindung treten und in dieser Region gemeinsam vom Muskelmagen begrenzt werden sollen.

Bei den *Säugetieren* erreicht der rechte Recessus in der Gegend des Magens seine größte Ausdehnung, welche in erster Linie durch die bei den Krokodilen und Vögeln schon eingeleitete Caudalwärtsverlagerung und Linksdrehung des Magens

(s. S. 340) und die damit in Zusammenhang stehende Verlagerung und Ausdehnung seiner Mesenterien (namentlich des dorsalen, *Omentum maius*) herbeigeführt wird.

Der linksseitige Recessus ist nur sehr kurze Zeit während des Embryonallebens vorhanden und schwindet dann völlig. Den Säugern ist eigentümlich, daß der cranial vom Zwerchfell, medial von der rechten Lunge liegende Teil des rechten *Recessus pulmo-hepaticus* mit Abschluß des Zwerchfells abgeschnürt wird und dann die in der Brusthöhle liegende, allseitig geschlossene *Bursa infracardiaca* darstellt (s. Fig. 371), welche entgegen früher geäußerten Ansichten auch da vorkommt, wo der infracardiale Lungenlappen (Fig. 362, S. 465) fehlt.

Der craniale, dem Bereich des Omentum minus angehörige Teil des caudal vom Zwerchfell liegenden rechten Recessus, welcher bei erwachsenen Säugern in seiner Gesamtheit *Bursa omentalis* heißt, wird als *Vestibulum bursae* und *Recessus superior*,

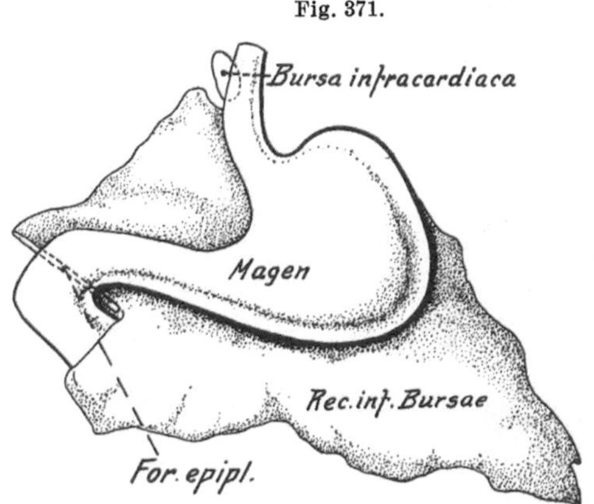

Fig. 371.

Modell von Magen und Bursa omentalis eines 70 mm langen menschlichen Embryo mit abgetrennter Bursa infracardiaca (nach BROMAN 1904).   C. H.

auch *Bursa omenti minoris*, der caudale, vom Omentum maius gebildete als *Recessus inferior* oder *Netzbeutel* (*Bursa omenti maioris*) bezeichnet (s. Fig. 372). Die die Verbindung mit der Leibeshöhle herstellende Öffnung der Bursa, das *Foramen epiploicum* (*Winslowi*) der Säuger, erleidet im Laufe der Entwicklung der es umgebenden Organe verschiedenartige Umbildungen in Bezug auf Größe und Lage; schließlich nimmt es nahezu sagittale Stellung an und wird cranial von der

Leber, caudal vom *Duodenum*, dorsal von der Körperwand, der an dieser Stelle die *Vena cava* aufsitzt, und ventral vom freien Rande des *Omentum minus* begrenzt (s. Fig. 372 und 374). Dieses letztere hat mit der Frontalstellung des Magens und der Ausgestaltung der Leber eine frontale Stellung eingenommen (s. Fig. 372 bis 374); sein cranialer Teil (*Ligamentum hepato-gastricum*) verdünnt sich und erhält durch Lückenbildung ein netzartiges Aussehen, während der caudale Teil (*Ligamentum hepato-duodenale*) dicker und lückenlos bleibt. Er enthält die zur Leberpforte ziehenden Gebilde: *Arteria hepatica*, *Vena portae*, *Ductus choledochus* (Fig. 372). Das Omentum maius, welches durch Auswachsen in caudaler Richtung den Hauptteil des Netzbeutels (den *Recessus inferior*) bildet, beginnt schon in frühen Embryonalstadien sich bei allen Säugern zu vergrößern und schiebt sich ventral über die Darmschlingen herab (Fig. 372 bis 374). In dem caudal vom Magen liegenden Teil verwachsen seine Wände mehr oder weniger miteinander, so daß sein Lumen zum Teil obliteriert und die Bursa sich verkleinert; es bildet dann eine einheitliche, stark mit Fett durchsetzte Membran, welche schürzenartig über die Darmschlingen herabhängt und sich verschieden weit caudalwärts erstreckt (Fig. 372 und 373). Seine höchste Entwicklung soll es nach einer Ansicht bei den *Affen* und dem *Menschen*, nach einer anderen bei *Raubtieren* erlangen.

Fig. 372.

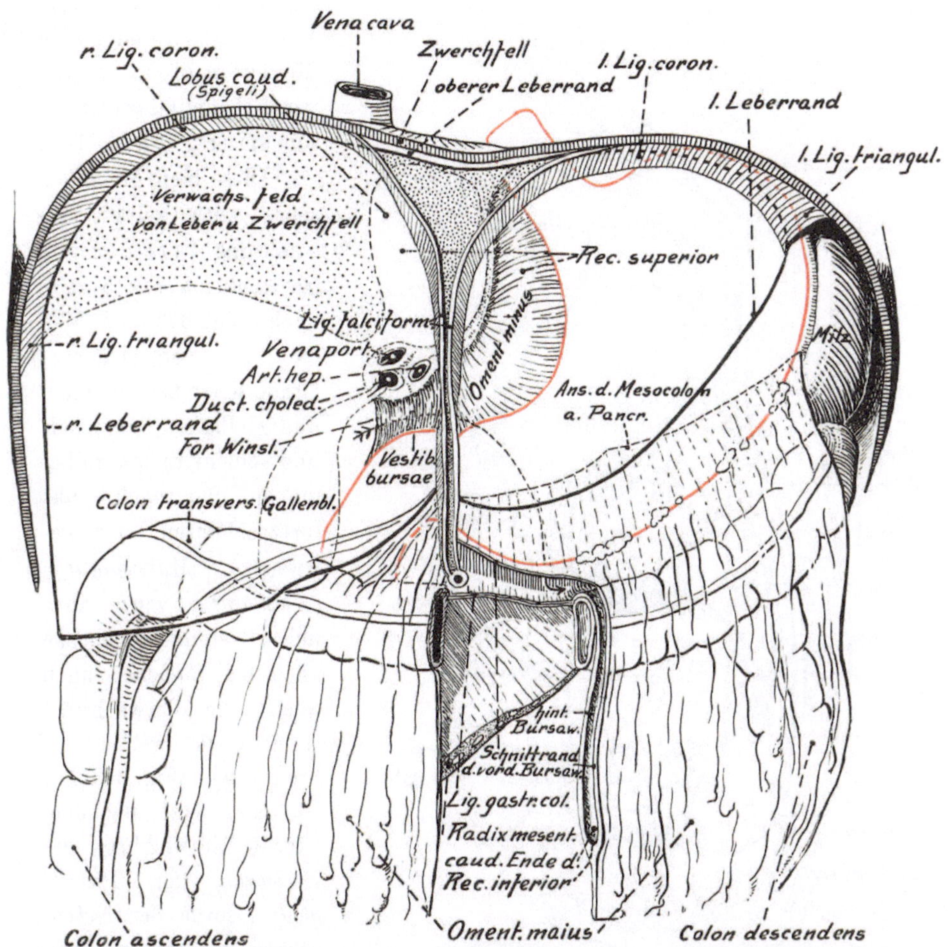

Homo. Schematische Darstellung der Leber, des Magens, des Colons und ihrer Mesenterien und Ligamente, namentlich des Omentum minus und maius und der von ihnen begrenzten Bursa omentalis. Die Leber ist durchsichtig gedacht. Das Ligamentum falciforme hepatis ist so abgeschnitten, daß man seine beiden Blätter sieht. An seinem caudalen Ende sieht man das von ihm umschlossene Ligamentum teres (s. S. 361). Verbindung der Leber mit dem Zwerchfell durch das Ligamentum falciforme hep., die Ligamenta coronaria und ihre freien Ränder, die Lig. triangularia. Das rechte Lig. coronarium umzieht das Verwachsungsfeld von Leber u. Zwerchfell; zur visceralen Ansatzlinie führt kein Hinweisstrich! — Aus der Bursa und dem Colon transversum ist ein Stück herausgeschnitten, so daß man in die Bursa hinein und das Ligamentum gastrocolicum, ferner auch ein Stück der Radix mesenterii sehen kann, von der das Dünndarmgekröse abgeschnitten ist. Der Pfeil führt vom Foramen Winslowi in das Vestibulum bursae und von hier direkt (ohne den Rec. superior zu berühren) in den Recessus inferior. Der Netzbeutel ist nicht in seiner ganzen Länge gezeichnet. Seine beiden Wände sind hier nur wenig verwachsen dargestellt. Kontur von Oesophagusende, Magen und Anfang des Duodenum rot. (Nach verschiedenen Figg. und Präparaten konstruiert.) 					C. H.

Von Interesse ist die Verbindung, welche das *Omentum maius* mancher Säuger mit dem *Mesocolon transversum* eingehen kann (Fig. 372 bis 374). Diese Erscheinung hängt damit zusammen, daß bei diesen Säugern, wie schon früher dargelegt wurde, das Colon ascendens weit nach vorne bis in die Magengegend emporsteigt, und das Colon transversum hierauf quer unter dem Omentum maius nach links zieht (Fig. 372). Das dorsale Blatt des Omentum legt sich dann dem Mesocolon direkt auf und verwächst mit dessen Peritoneum (Fig. 372 u. 374).

Diese beim Menschen sehr entwickelte Verwachsung (*Ligamentum gastrocolicum* Fig. 372, s. auch Fig. 373 und 374) ist in verschiedenem Grade schon bei den Affen und Halbaffen entwickelt und scheint rechts zu beginnen und nach links fortzuschreiten. Bei gewissen *Marsupialiern* (*Halmaturus*) wurde ähnliches gefunden, ebenso auch bei *Balaena*; auch dürfte die Verwachsung wohl noch weiter verbreitet sein (Fig. 373).

Erst jetzt, nachdem wir die Entwicklung des *Pericards*, der *Pleurahöhlen*, sowie der *Nebengekröse* mit den in ihnen vorwachsenden entodermalen Lungenanlagen und die von ihnen begrenzten *Leibeshöhlenbuchten* in der Reihe der Wirbeltiere kennengelernt haben, können wir uns mit den weiteren Scheidewandbildungen ihrer Leibeshöhle beschäftigen, da die Kenntnis dieser Organe zum Verständnis ihres Aufbaues notwendig ist.

Wir schicken noch einige weitere Bemerkungen über die schon erwähnten Urnieren und die *Urnierenfalten* voraus, da auch letztere bei der Bildung der Scheidewände zum Teil eine wichtige Rolle spielen.

Fig. 373.

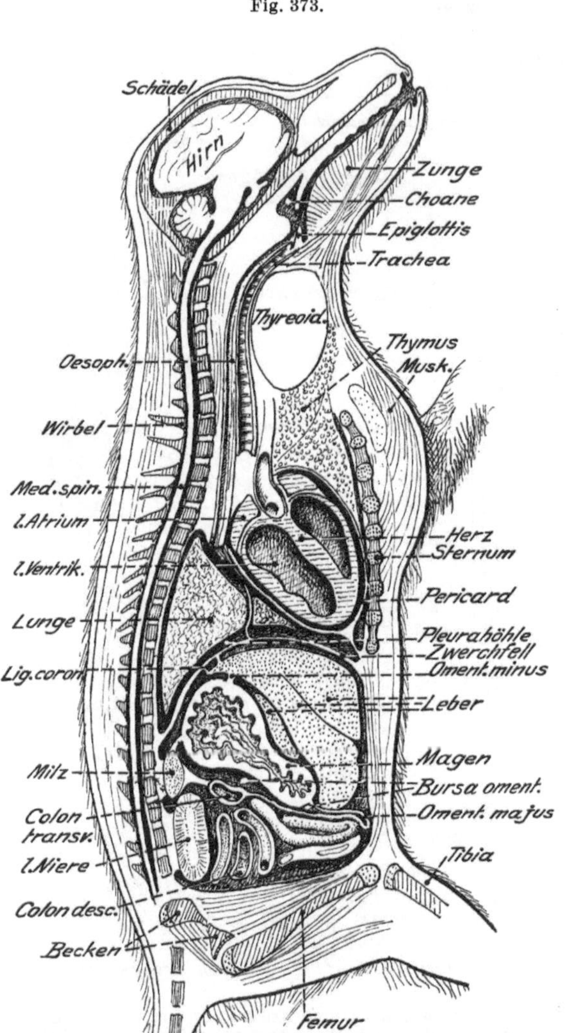

Canis familiaris (jung) in der Medianebene halbiert, linke Hälfte; hinten weicht der Schnitt etwas nach links ab; wenig schematisiert (nach Präparat).   O. B.

Wie wir sahen, liegen die Urnieren an den Dorsalwänden der (auf S. 363) geschilderten) primitiven Pleurahöhlen. Die lateralen Wände der Pleurahöhlen werden

zu dieser Zeit stellenweise
von den Urnierenfalten gebildet, welche aus binde-
gewebigen Verbindungen
der Urnieren mit den Duc-
tus Cuvieri ihren Ursprung
nehmen (Fig. 375). Indem
diese Falten caudalwärts
auswachsen, verbinden sie
sich ventral mit der Mem-
brana pleuro-pericardiaca
und der Leber; sie trennen
von den Pleurahöhlen seitliche Leibeshöhlenbuchten,
die *Recessus cranio-late-*
rales, ab (Fig. 375). Diese
schwinden während der

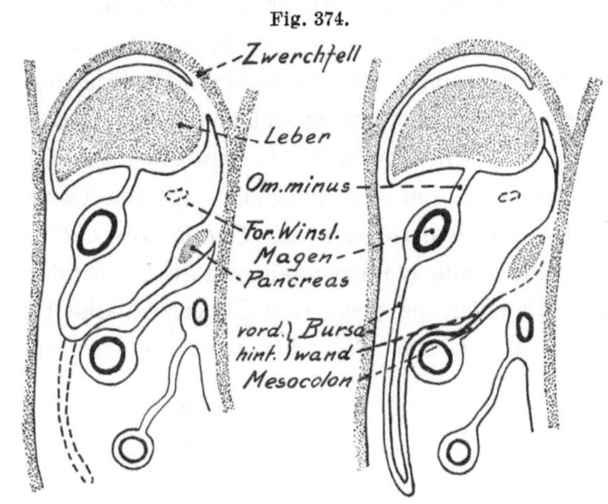

Schemata der Bildung des Netzbeutels und des Ligamentum
gastrocolicum, Lage des Foramen Winslowi, welches nicht in
gleicher Ebene liegt, angedeutet (nach PETER-BONNET, Entw.-
Gesch. 1929).　　C. H.

Embryonalzeit, wahrscheinlich durch Verwachsung der cranialen Abschnitte
der Urnierenfalten mit der seitlichen Körperwand, so daß nur die caudalen

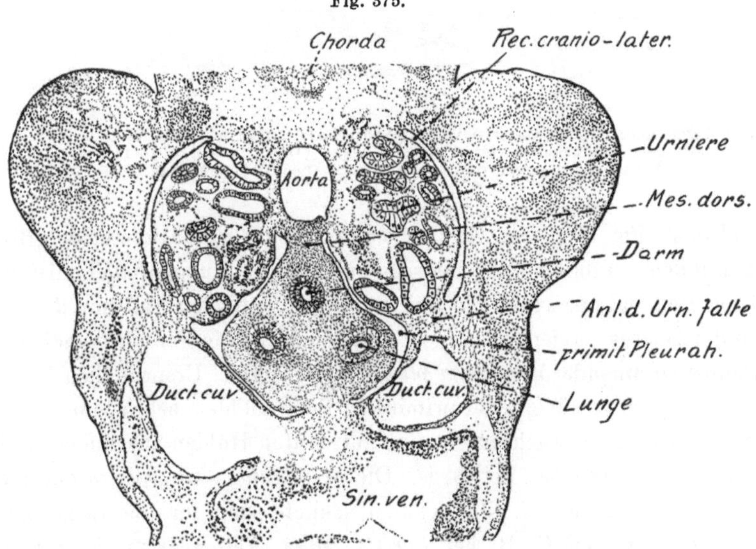

Querschnitt durch Lacerta muralis (Embryo, 1³/₄ mm Kopflänge). Durch den cranialen Teil der
Pleurahöhlen. Bindegewebige Verbindung der Urniere mit dem Ductus Cuvieri, die später zur Urnierenfalte
wird (nach Präparat von E. KALLIUS.)　　C. H.

Enden der letzteren frei bleiben, auf deren weiteres Verhalten wir später
(S. 477 und 482) eingehen werden.

Membrana pleuro-pericardiaca, Septum post-hepaticum und *Septum pleuro-peritoneale (dorsales Zwerchfell).*

Wir haben schon früher den Abschluß des Pericardraums gegen die Peritonealhöhle, das *Septum pericardiaco-peritoneale,* kennengelernt. Gegen die Pleurahöhlen grenzt sich die Pericardialhöhle (wie auf S. 460 erwähnt) schon bei den Sauriern durch eine bindegewebige Scheidewand ab, deren Entwicklung unter Mitwirkung der *Ductus Cuvieri* in prinzipiell übereinstimmender Weise auch bei den übrigen Amnioten vor sich geht. Mit der Caudalwärtsverlagerung des Herzens wird die Verlaufsrichtung der Ductus aus der uns von früher bekannten queren Richtung in eine craniocaudal verlaufende geändert, und sie liegen nun in den seitlichen Wänden der primitiven Pericardialhöhle (Fig. 376). Indem der die beiden, dorsal in letzterer liegenden Pleurarinnen trennende mesodermale Längswulst

Fig. 376.

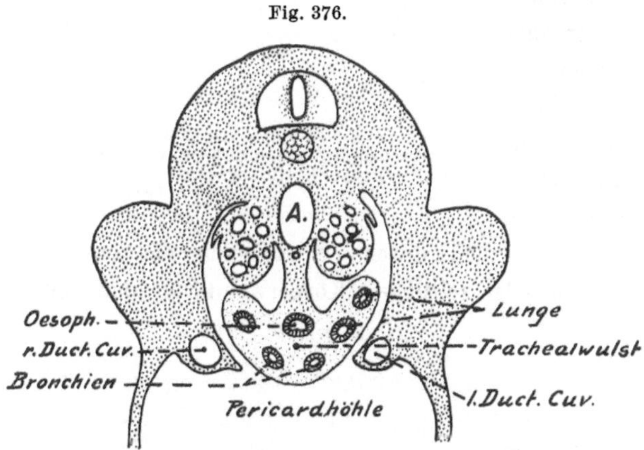

Querschnitt durch einen jungen Embryo von Crocodilus; kurz vor Abschluß der beiden die Pericardialhöhle mit den Pleurarinnen verbindenden Kanäle (Duct. pleuro-pericardiaci) durch die Membrana pleuro-pericardiaca (nach HOCHSTETTER 1906).   C. H.

(Trachealwulst, Fig. 376), der die Trachea und weiter caudal die beiden Bronchien enthält und dem zu dieser Zeit auch schon seitlich die Lungenflügel aufsitzen, von cranial nach caudal fortschreitend sich in seinem ventralen Teil mit den medialen Wänden der Ductus Cuvieri verbindet, bildet sich die die Pericardialhöhle von den Pleurahöhlen trennende *Membrana pleuro-pericardiaca.* Ursprünglich ist sie, entsprechend der geringen Weite der primitiven Pleurahöhlen, sehr schmal, vergrößert sich aber durch das Anwachsen der nun getrennten Höhlen ansehnlich und bildet jetzt den dorsalen Teil des Pericards. Die *Membrana pleuro-pericardiaca* verläuft nahezu frontal (Fig. 383, S. 483); caudal schließt sich ihr die Leber an, deren Gewebe auch zuweilen (z. B. bei *Lacerta agilis,* Fig. 377) in ihr Bindegewebe eindringt und so an ihrem Aufbau teilnimmt; ventrocaudal geht diese Scheidewand in das *Septum pericardiaco-peritoneale* (Fig. 377) über, welches ihre direkte Fortsetzung darstellt; über seinen Aufbau wurde schon früher (S. 462 ff.) berichtet. Zusammen werden sie als *Septum pericardiaco-pleuro-peritoneale* bezeichnet.

Caudal von den Lungen findet sich bei Amphibien und Schlangen, sowie solchen Sauriern, deren Lungen sehr lang werden, wie *Sphenodon* und namentlich *Chamaeleo*,

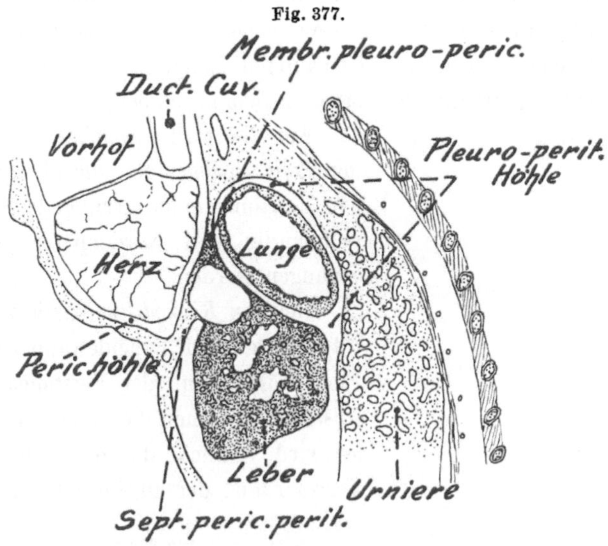

Fig. 377.

Lacerta agilis, älterer Embryo sagittal, von links gesehen, durch die Zwerchfellregion (nach HOCH-STETTER 1899).   C. H.

keinerlei Abtrennung der Pleurahöhlen; bleiben die Lungen aber kürzer, so bahnt sich schon bei den meisten Sauriern eine solche Trennung an. — Indem in der caudalen Lungenregion das caudale Ende der rechten Urnierenfalte sich dem cranialwärts ausgehöhlten Hohlvenenfortsatz der Leber (der mit dem rechten Nebengekröse in Verbindung steht) nähert, sich jedoch nicht mit ihm verbindet, entsteht rechts eine unvollkommene Scheidewand (*Lacerta*, Fig. 378), die bei manchen Formen dadurch vollständiger wird, daß sich von dem Hohlvenenfortsatz der Leber aus noch eine Querfalte entwickelt, die ebenso wie der Hohlvenenfortsatz der Leber bei *Lacerta*, indem sie auf die Urnierenfalte zuwächst, als caudale Begrenzungsfalte der Lunge dient (*Stellio*). So kommt bei

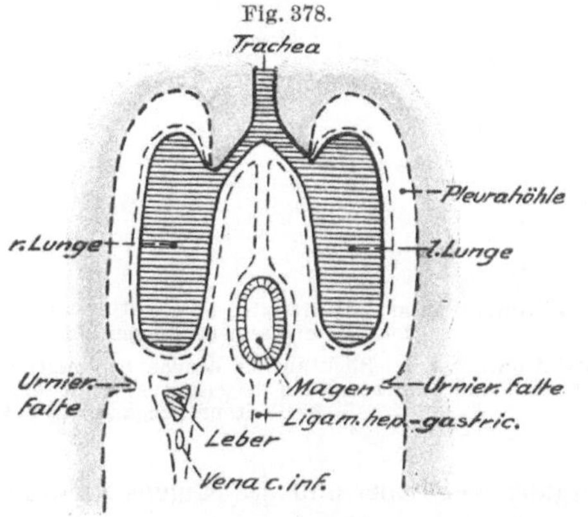

Fig. 378.

Lacerta, schematischer Frontalschnitt durch die Pleurahöhlen, Bildung der caudalen Scheidewand (nach HOCHSTETTER, HERTWIG, Hdb. d. vergl. Entw.-Gesch.).   C. H.

manchen Sauriern rechts eine mehr oder weniger vollständige Abtrennung der Pleurahöhle von der Peritonealhöhle zustande. Nur bei gewissen *Agama*-Arten jedoch wird rechts die Abtrennung vollständig dadurch, daß der freie caudale

Rand der Urnierenfalte mit dem Hohlvenenfortsatz der Leber verwächst. Linksseitig bleibt die Sonderung der Pleurahöhle stets unvollständiger, was damit zusammenhängt, daß die Leber mehr rechtsseitig liegt. — Bei *Varaniden* und *Schildkröten* schwinden die Pleurahöhlen durch Verwachsung der Lungen mit deren Wänden; die bindegewebige Verdickung der caudalen Lungenwand, welche die Lungen von der Peritonealhöhle trennt, wird daher als *Septum pulmo-peritoneale* bezeichnet.

Auf die stark abweichenden Verhältnisse der *Tejiden*, denen eine die Pleurahöhlen von der Peritonealhöhle trennende Scheidewand vollständig fehlt, wird später (S. 481) eingegangen werden.

Bei den *Krokodilen* existiert keine selbständig werdende Scheidewand zwischen den Pleurahöhlen und der Peritonealhöhle. Der Abschluß zwischen diesen beiden Körperhöhlen wird vielmehr durch die bindegewebige Verwachsung der an ihrer Grenze liegenden

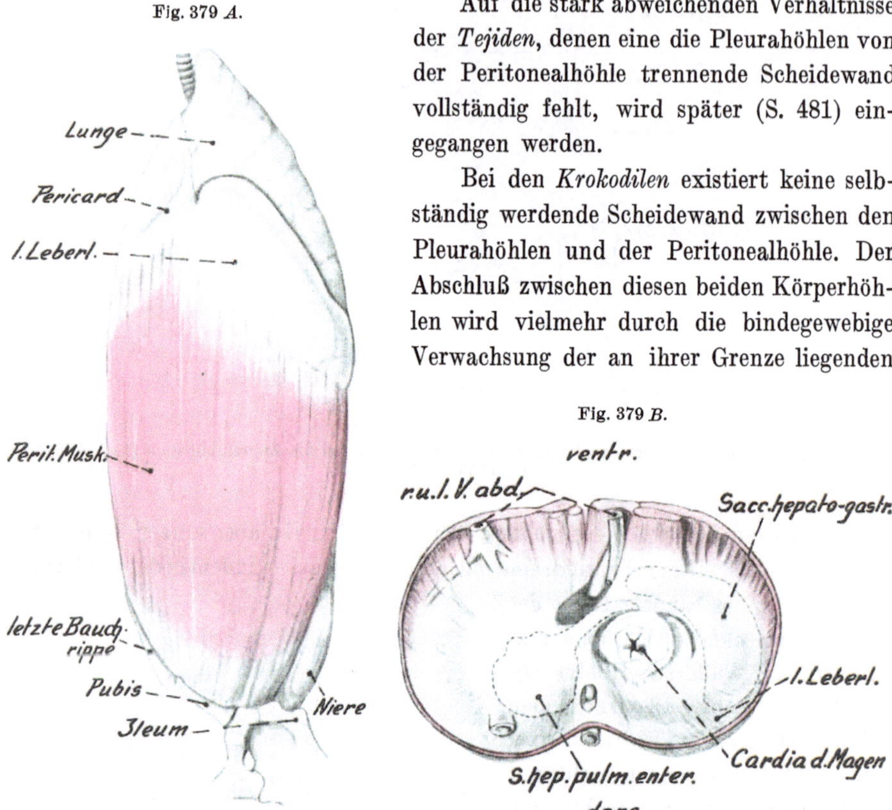

A Alligator mississippiensis, junges Tier, von links gesehen. Zur Demonstration des Peritonealmuskels und seiner sehnigen Befestigungen an Pericard und Leber.   Orig. C. H.

B Caiman niger. Blick auf die caudale Leberfläche und die caudale Wand des Saccus hepato-pulmoentericus und des Saccus hepato-gastricus, sowie die sie überziehenden sehnigen Ausstrahlungen des Peritonealmuskels (nach HOCHSTETTER 1906).   C. H.

Organe: der Leber und des Magens untereinander und mit der Körperwand, durch Vermittlung der Nebengekröse, herbeigeführt. Man hat diese Scheidewand, zusammen mit dem *Septum pericardiaco-peritoneale*, das sich ihr ventralwärts anschließt, als „*Krokodilzwerchfell*" bezeichnet. Als muskulöser Anteil dieses sogenannten Zwerchfells funktioniert der unter dem Peritoneum liegende *Bauchfell-* oder *Peritonealmuskel*, der mit seinen bindegewebigen Ausstrahlungen ventral dem Pericard und der ventralen und caudalen Leberfläche ansitzt (s. Fig. 379 *A* und *B*) und sich caudal bis zur letzten Bauchrippe und dem Becken erstreckt (Fig. 379 *A*).

Durch seine Kontraktion zieht er die Leber abwärts und führt eine Vergrößerung der Pleurahöhlen herbei. Er funktioniert demnach ähnlich wie der Zwerchfellmuskel der Säuger, hat aber morphologisch nichts mit ihm zu tun und findet sich nur bei den Krokodilen.

Auch von der Pericardialhöhle sind die Pleurahöhlen der Krokodile, und zwar ursprünglich in gleicher Weise wie bei den Sauriern, getrennt; doch verliert dieses Septum später seine Selbständigkeit, indem die sich verbreiternden Lungen mit ihm verwachsen und Hohlräume von ihnen in sein Gewebe eindringen, so daß das Septum in diesem Teil am Aufbau der Lungen teilnimmt. Außer diesen vier getrennten Leibeshöhlenräumen (der *Pericardialhöhle*, den *Pleurahöhlen*, der *Peritonealhöhle*) und den beiden schon erwähnten aus den Recessus pulmo-hepaticus und hepato-pulmo-entericus hervorgegangenen, abgeschlossenen Leibeshöhlensäcken: den *Saccus hepato-gastricus* und *hepato-pulmo-entericus* (s. Fig. 379 *B*), besitzen die Krokodile noch zwei weitere, ihnen eigentümliche, mit Peritonealepithel ausgekleidete, von der übrigen Leibeshöhle abgetrennte Höhlen: die *Saccus hepato-pericardiaci dexter* und *sinister*, welche etwa den ventralen Lebersäcken der Vögel entsprechen sollen, von denen auf S. 480 die Rede sein wird. Allerdings erstrecken sie sich seitlich nicht so weit wie bei den Vögeln, und daher ist ihre laterale Begrenzung, die bei den Krokodilen durch lineare Verwachsung der Leber mit der Körperwand herbeigeführt wird, nicht übereinstimmend.

Bei den *Vögeln* zeigen die Scheidewände, welche die Körperhöhlen voneinander trennen, eine große Komplikation, welche durch das Auftreten der Luftsäcke noch vergrößert wird. Die Entstehung des die Pericardial- von der Peritonealhöhle und den Pleurahöhlen trennenden *Septum pericardiaco-pleuroperitoneale* wurde oben geschildert. Bei der Abgrenzung der Pleurahöhlen von der Peritonealhöhle spielen die Nebengekröse eine wichtige Rolle. Wie wir sahen, verwachsen sie ventral mit dem Sinus venosus und weiter caudalwärts mit den dorsolateralen Kanten der Leber (Fig. 366, S. 467). Sie nähern sich durch deren starke Verbreiterung der Körperwand und den ihr in dieser Gegend aufsitzenden Urnierenfalten (Fig. 380), mit denen sie durch breite Abknickungen ihrer seitlichen Partien craniocaudalwärts verwachsen (während zur Leber jederseits nur noch ein schmales Ligament, das *Zwerchfellband der Leber*, zieht). Diese Verbindungen führen zum vollständigen Abschluß der Peritonealhöhle von den Pleurahöhlen, und die Nebengekröse bilden nun zusammen mit dem sie verbindenden, breiten dorsalen Mesenterium eine annähernd frontale Scheidewand. Später erlangen die ventralen Lungenflächen, durch Rückbildung des cranialen Teils der Recessus pulmo-hepatici, direkten Anschluß an das *Septum pericardiaco-peritoneale* (*ventrales Diaphragma*), mit dem das Septum pleuro-peritoneale (*Diaphragma pulmonale* oder *dorsale*) sich nun zu einer die Pericard- und Pleurahöhlen von der Peritonealhöhle trennenden Scheidewand vereinigt (s. Fig. 381). — Die Lungen verwachsen jedoch später bei den Vögeln in ihrer ganzen dorsolateralen Ausdehnung mit den seitlichen Pleurawänden und ferner teilweise mit ihren übrigen Wänden; die Pleurahöhlen schwinden daher sekundär fast völlig, und es kann von eigentlichen Höhlen kaum mehr gesprochen werden, weshalb man das die Lungen von der Peritonealhöhle trennende Septum hier auch als *Septum pulmo-peritoneale* bezeichnet hat.

Das *Diaphragma pulmonale* (Fig. 381) wird, wie gesagt, dadurch kompliziert, daß die hinteren drei Luftsackpaare (Saccus thoracicus [intermedius, auch diaphragmaticus] anterior und posterior [*1* und *2* in Fig. 381] und Saccus abdominalis) in ihm ventral- bzw. caudalwärts vorwachsen und es in zwei Lamellen: das *Diaphragma pulmonale s. str.* und das *Septum obliquum*, spalten (Fig. 381). Der rechte abdominale Luftsack soll jedoch nach einigen Forschern schneller als das Nebengekröse wachsen und an seinem caudalen Ende frei in die Leibeshöhle ragen.

Fig. 380.

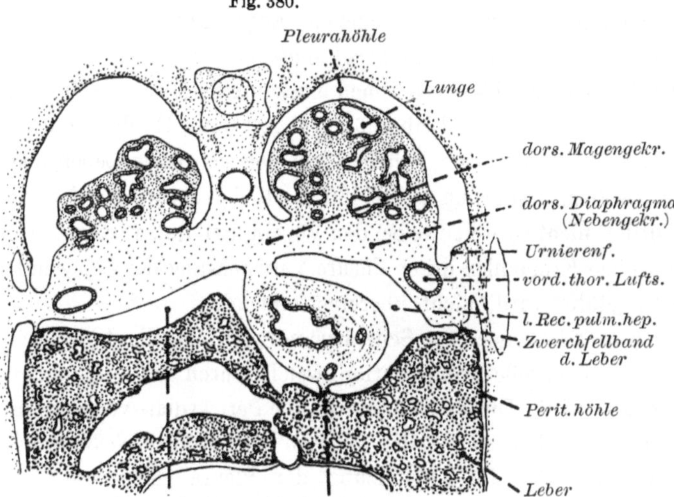

Hühnerembryo, 8 Tage alt, quer, Diaphragmabildung (nach HOCHSTETTER 1899). C. H.

Die Muskulatur des Diaphragma pulmonale stammt aus der Brustwand in der Region der dritten bis sechsten Rippen.

Septum posthepaticum. Die Leibeshöhle der Vögel wird noch dadurch weiter untergeteilt, daß sich bei ihnen das *Septum posthepaticum* findet, welches die eigentliche Peritonealhöhle von zwei die beiden Leberlappen medial, ventral und lateral umgebenden Leibeshöhlensäcken, den ventralen Lebersäcken (*Sacci perihepatici*) trennt (Fig. 381). Seine Bildung geht im wesentlichen vom caudalen Ende des Teils des embryonalen *Mesohepaticum anterius* aus, welcher sich später zum *Ligamentum suspensorium hepatis* umbildet. Sein linker Abschnitt wird aus einem sekundär entstehenden Nebenflügel des Mesohepaticum gebildet, welcher unter Vermittlung des Gekröses des lateralen linken Leberlappens durch den caudal auswachsenden ventralen Teil des linken Nebengekröses (das an seinem Aufbau teilnimmt) mit der Körperwand in Verbindung steht. Der rechte Teil geht aus dem sich stark verbreiternden, caudal auswachsenden *Mesohepaticum anterius* selbst

und einem selbständig entstehenden Gekröse hervor, welches sich an das Zwerchfellband der Leber (S. 479 u. Fig. 380) ansetzt, so daß das Septum also dorsocranial
in den dorsalen Teil des Diaphragmas übergeht; caudal erstreckt es sich über den
Magen und die Baucheingeweide und umwächst den Magen, ihm dicht anliegend,
seitlich und ventral und verbindet ihn mit der ventralen Leibeswand (Fig. 381);

Fig. 381.

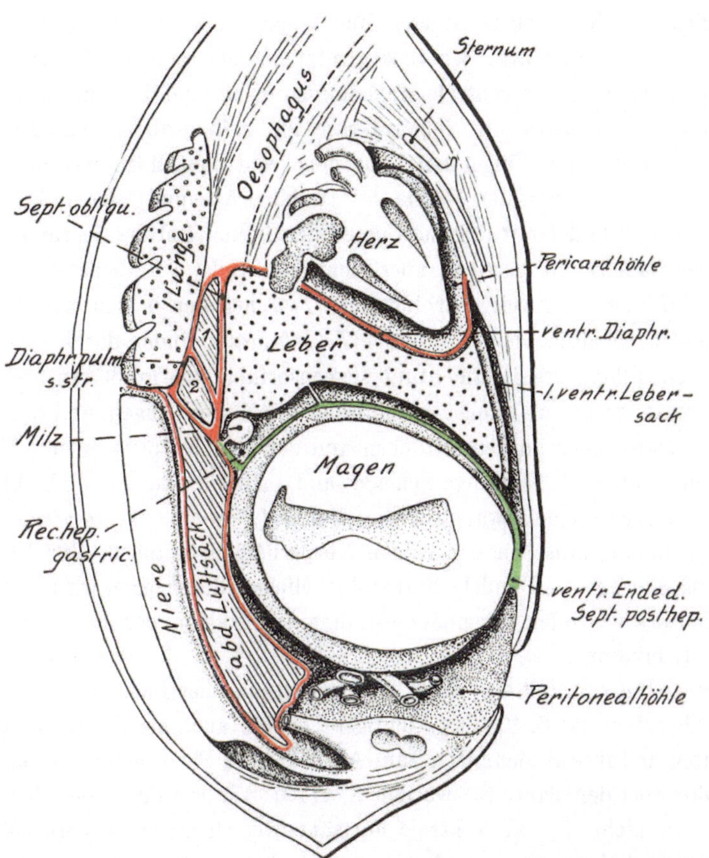

Hühnchen, 17 Tage alt, etwas links von der Medianebene durchschnitten, linke Körperseite. Zur De-
monstration der Lagebeziehungen zwischen Pericard, Zwerchfell (rot) und Septum posthepaticum (grün).
Verlauf des vordersten Teils des Darms mit Strichlinien angedeutet (nach POOLE 1909, etwas verändert.)
C. H.

dadurch schließt das Septum posthepaticum die ventralen Lebersäcke caudal von
der Peritonealhöhle ab. Von der Pericardialhöhle trennt sie der caudale Teil des
Pericards, das ventrale Diaphragma (Fig. 381).

Eine dem Septum posthepaticum der Vögel sehr ähnliche Bildung ist die
gleichbenannte Scheidewand in der Saurierfamilie der *Tejiden* Da hier eine Abgrenzung der Pleurahöhlen gegen den die Leber enthaltenden Leibeshöhlenraum
fehlt, teilt dieses Septum die Pleuroperitonealhöhle in einen die Lungen und die

Leber und einen die übrigen Eingeweide enthaltenden Abschnitt. Entwicklungsgeschichtlich ist über dieses in den verschiedenen Gattungen bald mehr, bald weniger vollständig ausgebildete Septum nichts bekannt; doch lehrt das Studium des erwachsenen Tieres, daß es zum größten Teil von seitlichen membranösen Flügeln des Lig. suspensorium hepatis gebildet wird, in die sich dieses caudal spaltet. Der rechte geht sehr wahrscheinlich, ebenso wie die entsprechende Bildung der Vögel, aus dem caudalen Abschnitt des Mesohepaticum anterius hervor.

In den verschiedenen Gattungen findet eine mehr oder weniger große Ausbreitung des Septums statt. Bei *Ameiva* setzt sich der rechte Flügel des Ligamentum suspensorium an das ventrale Magenmesenterium und die caudale Leberfläche an, die ebenso wie das rechte Nebengekröse am Aufbau dieses Teils des Septums teilnehmen. Der linke Flügel tritt mit dem ventralen Magenmesenterium und durch dieses mit der dorsalen Fläche des caudalen Abschnitts der linken Leber in Verbindung und bildet mit ihm zusammen den linken Teil des Septums, das ventral an der Bauchwand inseriert, aber rechts und links die Körperwand nicht erreicht, sodaß hier noch weite Verbindungen zwischen den beiden oben erwähnten Körperhöhlen erhalten bleiben. — Bei *Teju teguixin* findet durch starkes Auswachsen der Flügel des Ligamentum suspensorium eine große Ausbreitung des Septums statt; rechts umwächst es die Leber, links den Magen und haftet außer an der ventralen auch an den seitlichen und dorsalen Körperwänden. Hierdurch kommt eine nahezu vollständige Scheidewand zustande und nur links bleibt eine ganz kleine, rechts eine etwas größere Öffnung (*Foramina pleuro-peritonealia*) als letzte Verbindung zwischen den beiden Körperhöhlen bestehen. Von Wichtigkeit ist, daß das Septum von Bündeln glatter Muskelfasern durchzogen wird, welche auch in den Teil des ventralen Magenmesenteriums ausstrahlen, der an der Bildung des Septums teilnimmt.

Zwerchfell der Säugetiere. Über die Entwicklung der Pleurahöhlen der Säugetiere wurde schon auf S. 465 das wichtigste gesagt; auch die Entwicklung der Urnierenfalten und ihre Beziehungen zum Abschluß der Pleurahöhlen gegen die Peritonealhöhle (bei den Sauriern) wurden S. 474 u. 477 erwähnt. Bei den Säugern entstehen sie nicht stets als ventrale Fortsätze der Urnieren, sondern (*Kaninchen* und *Ratte*) medial von ihnen und ziehen ventralwärts zur Membrana pleuro-pericardiaca und weiter caudal zu den dorsalen Leberkanten. An ihrem Caudalende ragen die in späteren Entwicklungsstadien von dorsolateral nach medioventral sich einstellenden Urnierenfalten der Säuger (*Membranae pleuro-peritoneales* Fig. 382) concavwandig begrenzt, frei in die Pleuroperitonealhöhle, sodaß sie in einen dorsalen und ventralen Ausläufer enden, die als dorsale und ventrale Zwerchfellpfeiler bezeichnet werden (s. Fig. 382), weil sie laterocaudal an der Bildung des Zwerchfells teilnehmen. Der caudale Abschluß der Pleurahöhlen wird jederseits von einer bogenförmigen Falte bewirkt, wie wir sie gleichfalls in ihren ersten Anfängen schon bei den *Sauriern* fanden. Die rechte Falte geht von der caudalen Fortsetzung des rechten Nebengekröses aus, die der linken Seite, der dieser caudale Teil des Nebengekröses fehlt, dagegen vom dorsalen Mesenterium des caudalen Oesophagusendes (*caudale Begrenzungsfalten*, Fig. 383 *A*).

Fig. 382.

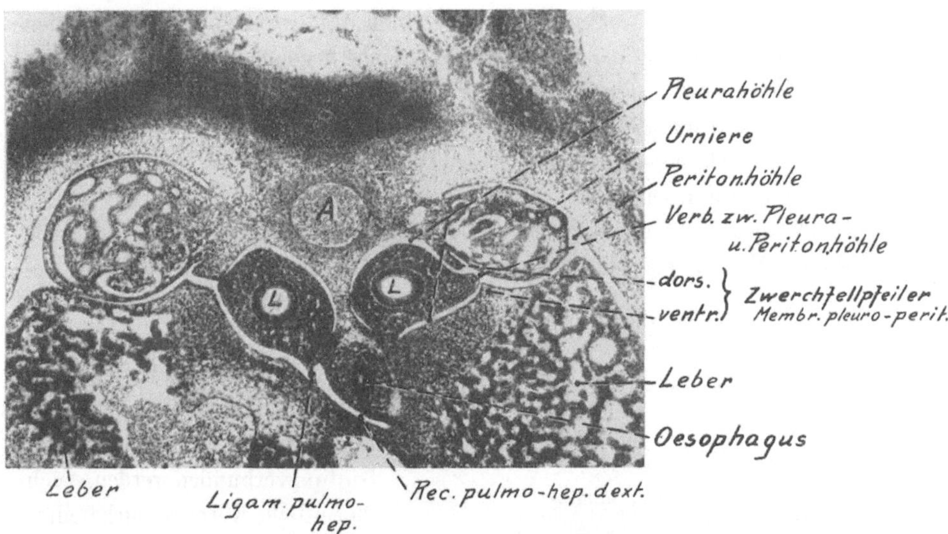

Kaninchenembryo, 15 Tage alt. Querschnitt durch den caudalen Teil der Lungen und der Membranae pleuro-peritoneales. Etwa in der Gegend, auf die der Hinweisstrich zu dieser Membran in Fig. 383 *A* hindeutet (nach Präparat von E. KALLIUS).   C. H.

Diese *caudalen Begrenzungsfalten* ziehen in cranialwärts concavem Bogen gegen die betreffenden *Membranae pleuro-peritoneales* (Fig. 383 *A*) und vereinigen sich

Fig. 383.

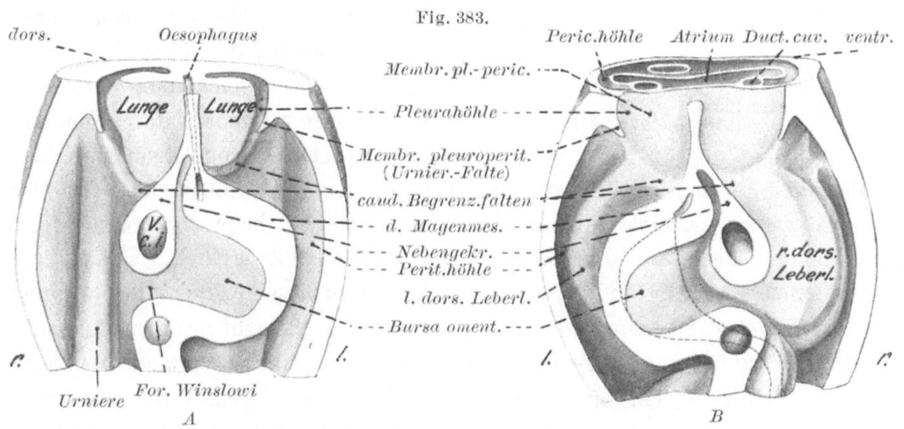

Rattenembryo (entsprechend 15tägigem Kaninchenembryo). Modell der Lungen-, Magen- und Lebergegend durch Frontalschnitt halbiert, *A* dorsale, *B* ventrale Hälfte. Magen mit Strichlinien eingezeichnet. Die Hinweisstriche zu: „caudale Begrenzungsfalten" in *B* führen zu der Gegend, in der ihr ventraler Ausläufer mit der dorsalen Leberfläche in Verbindung tritt (nach RAVN 1889.)   C. H.

mit ihren ventralen und dorsalen Enden zu dem definitiven *Septum pleuro-peritoneale* oder *dorsalen Diaphragma*. Die Begrenzungsfalten heften sich weiterhin der

dorsalen Leberfläche an (Fig. 383 *B* u. Figurenerkl.), welche dadurch ihrerseits an der
Bildung des dorsalen Diaphragmas teilnimmt, ebenso wie auch an der seiner ventralen Fortsetzung. Später löst sich die Leber von der sie bedeckenden Bindegewebslage größtenteils los. Den letzten Rest dieser ursprünglichen Verbindung stellen
schließlich die *Ligamenta coronaria* und vor allem das zwischen den Ansatzlinien
des rechten Ligaments auf der visceralen Leberfläche liegende „Verwachsungsfeld"
dar (s. Fig. 372, S. 473 u. Figurenerkl.). Über den Aufbau des ventralen Zwerchfells (*Septum pericardiaco-peritoneale*) wurde bereits früher S. 462 ff. ausführlich
berichtet, da es sich im wesentlichen in gleicher Weise wie bei den übrigen Wirbeltieren bildet und nur seine sehr früh einsetzende, erste Entwicklung etwas anders
verläuft. Nachzutragen bleibt noch, daß die oben geschilderten paarigen Anteile
des dorsalen Diaphragmas durch die dorsalen Ursprungsstellen der caudalen Be-

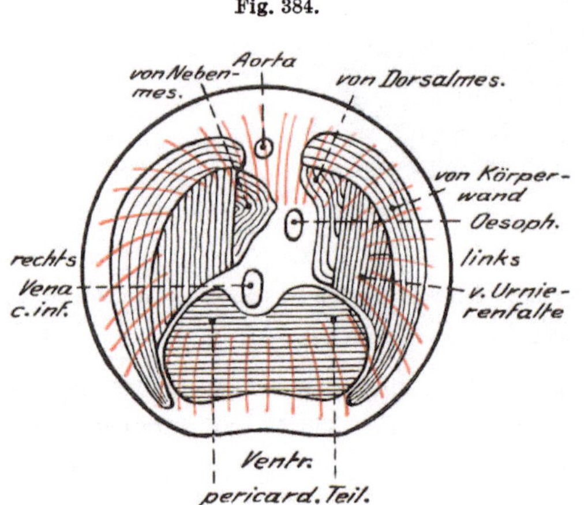

Schema des Diaphragma eines Säugers mit Angabe der
Herkunft seiner verschiedenen Partien und der Verlaufsrichtung der Muskelfasern. Ansicht von der cranialen Seite
(nach BROMAN 1911).   O. B.

grenzungsfalten mit dem dorsalen Mesenterium (auf Fig. 384
zwischen Aorta und Oesophagus)
in Verbindung stehen und durch
dieses zu einem einheitlichen
Septum verbunden werden. Auch
die seitliche Körperwand beteiligt
sich durch starkes Anwachsen der
Pleurahöhlen an seiner Bildung.

Schon bei den *Krokodilen* und
Vögeln fanden wir einen vollständigen Abschluß der Lungen- von
der Bauchhöhle; doch wurde
dieser bei den *Krokodilen* nicht
durch ein selbständig werdendes
Septum, sondern durch die Verwachsung von Organen herbei-
geführt, und bei den Vögeln schwinden die Pleurahöhlen großenteils, sodaß hier
dorsal von einer Scheidewand zwischen je zwei Höhlen beim erwachsenen Tier
nicht mehr die Rede sein kann. Wir haben daher in dem Zwerchfell der Säugetiere
zum erstenmal eine selbständige Scheidewand zwischen diesen Körperhöhlen vor uns.

Das *Zwerchfell* ist ursprünglich rein bindegewebig. Es geht mit dem Auswachsen der Pleurahöhlen caudal- und ventralwärts aus seiner ursprünglich nahezu
frontalen Stellung in eine quere über und bildet eine cranialwärts stark con-
vex gewölbte Scheidewand (s. Fig. 373, S. 474). Diese befestigt sich dorsal am
vordersten Lumbalwirbel, geht seitlich auf die hinteren Rippen über und steigt
ventral bis zum Processus xiphoides des Sternums empor. Das Diaphragma des
Erwachsenen ist muskulös. Die Muskeln entspringen von den genannten Skelet-
teilen, an welchen es sich befestigt und verlaufen radiär zu seinem centralen bindegewebig sehnigen Teil, dem *Centrum tendineum* (s. Fig. 384), in welchem bei ge-

wissen Säugern (*Kamele, Erinaceus*) Verknöcherungen auftreten können. Nicht stets ist dieses Centrum ausgebildet; es kann gelegentlich fehlen, oder nur gering entwickelt sein (so bei Cetaceen, Talpa u. a.). Auch bei Formen, die im erwachsenen Zustande ein Centrum tendineum besitzen, soll es beim Embryo von Muskeln durchzogen sein, die später schwinden, weshalb vermutet wird, daß es stets in dieser Weise entstehe.

Die Zwerchfellmuskulatur wird vom *Nervus phrenicus* versorgt, der vom dritten und vierten cervicalen Nerven entspringt; dies macht es wahrscheinlich, daß diese Muskulatur aus Teilen der ventralen Muskeln der Halsregion (der dem vorderen Teil des M. rectus abdominis profundus der Amphibien entspricht) hervorgeht, die zunächst zum Pericard und später zum eigentlichen Diaphragma in Beziehung traten und mit diesem weiter caudalwärts verlagert wurden. Daß der *Musculus sterno-hyoideus* der perennibranchiaten Amphibien mit dem Pericard in Verbindung treten kann, unterstützt eine solche Ableitung.

In neuester Zeit wird eine von der obigen Darstellung abweichende Entstehung der Muskulatur des Zwerchfells angenommen. Es wird versucht, diese bei den *Reptilien, Vögeln* und *Säugern* von verschiedenen Regionen des *Musculus transversus* der Amphibien abzuleiten. Diese Anschauung steht in engster Verbindung mit der Auffassung, das dorsale Zwerchfell entstamme fast ausschließlich den Körperwänden.

Die Abdominalporen.

Die schon bei gewissen Wirbellosen gefundene Verbindung des Coeloms durch Poren mit der Außenwelt (s. S. 394) wiederholt sich besonders in verschiedenen Klassen der niederen Wirbeltiere, und es bestehen auch bei ihnen über die morphologische und physiologische Auffassung dieser Öffnungen mancherlei Zweifel (s. z. B. auch das über *Branchiostoma* S. 458 Gesagte). Hierzu kommt, daß die Poren meist sehr klein und daher schwer aufzufinden sind, was Unsicherheiten über ihr Vorkommen erklärt.

Die Poren treten meist paarig auf, und zwar in der After- oder Kloakengegend, gehen also aus der hintersten abdominalen Leibeshöhlenregion hervor, die sich beiderseits des letzten Abschnittes des Enddarms in zwei zipfelförmige Kanäle oder Trichter fortsetzt und sich durch die Poren direkt oder indirekt nach außen öffnet.

Ihre primitivste Entwicklung zeigen diese „*Abdominalporen*" bei den Cyclostomen, wo sie nur als einfache Öffnungen ausgebildet sind. Sie entwickeln sich hier in folgender Weise: Bei *Ammocoetes* enden diese Leibeshöhlenzipfel blind und die Harnleiter münden in den Enddarm (Fig. 385 *A*); während der Metamorphose löst sich diese Verbindung, und die beiden Harnleiter vereinigen sich an ihrem Ende zu einem unpaaren Gang, in den etwas weiter caudalwärts die Abdominalporen seitlich durchbrechen (Fig. 385 *B*). Da bei allen Cyclostomen Geschlechtsausführgänge fehlen, dienen die Abdominalporen als solche, und der Raum, in den sie zusammen mit den Harnleitern münden, wird daher als *Urogenitalsinus* bezeichnet; er mündet auf einer großen Papille caudal vom After nach außen (Fig. 385 *B*). Bei *Myxine* verschmelzen — durch Schwinden des Dorsalmesenteriums dieser Gegend — die beiden

Abdominalporen dorsal vom After zu einem unpaaren Porus, während bei *Bdellostoma* dieser unpaare Teil der Leibeshöhle sich rückbildet, und dadurch hier sekundär wieder zwei Öffnungen sich finden, die nun vor den After gerückt sind. Die Abdominalporen der Myxinoiden unterscheiden sich ferner von denen der Petromyzonten dadurch, daß sie getrennt von den Harnleitern in die Kloake münden.

Sehr verbreitet sind die Poren bei den *Selachiern*, und sie zeigen dadurch vielfach eine höhere Ausbildung, daß die Stelle, an der sie nach außen oder auch in die Kloake münden, papillenartig über die Umgebung vorspringt und sich hinter diesen Papillen zum Teil grübchenartige Vertiefungen — *die Kloakalgruben* — bilden (s. Fig. 386 *A*). Die Papillen sind von einem *Peritonealkanal* durchsetzt und können entweder an der Dorsalwand der Kloake oder rechts und links von deren Hinterende liegen (Fig. 386 *A* und *C*). Die meisten Knorpelfische besitzen

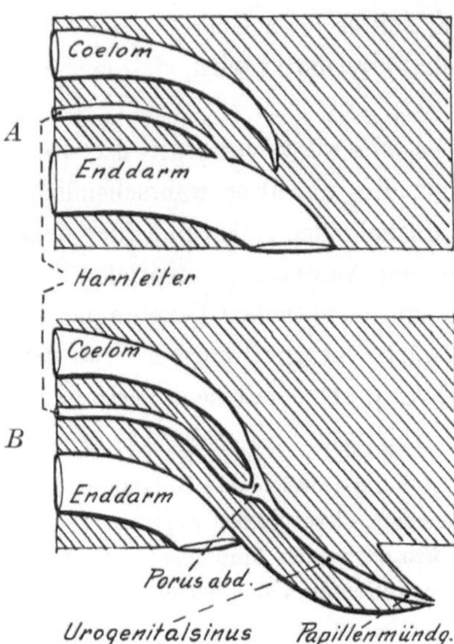

Fig. 385.

A Ammocoetes, *B* Petromyzon.
Schemata der Beziehungen der Abdominalporen und des Enddarms zu den Harnleitern (nach LICKTEIG 1913).   C. H.

Fig. 386.

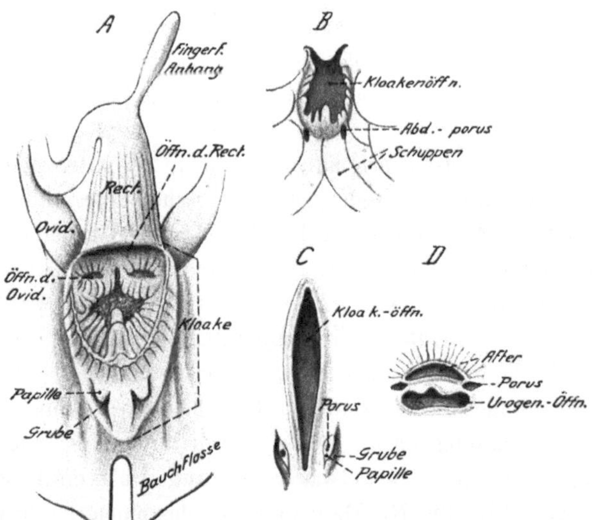

Abdominalporen von Fischen. *A* Scyllium stellare, noch nicht fertig ausgebildetes Exemplar. Kloake durch teilweise Fortnahme der ventralen Wand geöffnet, so daß die Einmündung des Rectum, sowie die Papillen, die hier ohne Porus, und ihre Gruben zu sehen sind. *B* Ceratodus forsteri, Kloakenöffnung und Abdominalporen von Ventralseite. Die Poren waren bei dem untersuchten Exemplar schlecht zu sehen, daher nach GÜNTHER u. a. eingezeichnet. *C* Rajide (Trygon pastinaca), Kloakenöffnung und Gruben, Papillen und Poren von ventral. *D* Acipenser ruthenus, After, Urogenitalöffnung und Poren von Ventralseite.   Orig. O. B.

ein Porenpaar, doch wurden sie bei manchen vermißt (z. B. *Rhina squatina,
Ostracionidae, Notidanus cinereus*); auch wenn Papillen vorhanden sind, können
Öffnungen fehlen. Bei anderen Formen, besonders Scylliidae (*Scyllium, Pristiurus*)
brechen sie erst im erwachsenen Zustande durch, und man hat dies in Beziehung
zur Geschlechtsreife gebracht; doch hat sich diese Ansicht nicht bestätigt; denn
es zeigte sich, daß in dieser Beziehung kein einheitliches Verhalten vorliegt.

Die beiden Poren der *Holocephalen* sind mit der Rückbildung der Kloake
zwischen den After und die Urogenital-
papille gerückt, und in ähnlicher Lage finden
sie sich bei den *Ganoiden* (Fig. 386 *D*), denen
stets zwei Poren zukommen; ebenso besitzt
Ceratodus ein relativ weites Porenpaar am
Hinterrand der Kloake (Fig. 386 *B*), wogegen *Protopterus* nur einseitig am vorderen
Kloakenrand einen Porus besitzen soll, der
entweder als Vereinigung zweier oder als
einseitig entwickelter angesehen wird. Bei
Lepidosiren sollen nach einer Ansicht Poren
fehlen, nach einer anderen soll ein unpaarer
Porus vorhanden sein.

Unter den *Teleosteern* besitzen nur die
Mormyriden und zahlreiche *Salmoniden*
sichere Abdominalporen. Bei den *Salmoniden* variiert ihr Vorkommen stark; bei
manchen Arten sind sie bei den Männchen
konstanter als bei den Weibchen (*Core-
gonus oxyrhynchus*) und unter den letzteren
bei den Jugendlichen häufiger als bei den
Geschlechtsreifen; auch individuelle Verschiedenheiten zeigen sich bezüglich Größe,
Zahl und Zeit des Auftretens, so bei *Salmo
fario*, oder sie fehlen ganz (*Osmerus eper-
lanus, Mallotus villosus*). Die Verhältnisse der *Muraeniden* sind zu wenig geklärt,
um hier berücksichtigt werden zu können.

Fig. 387.

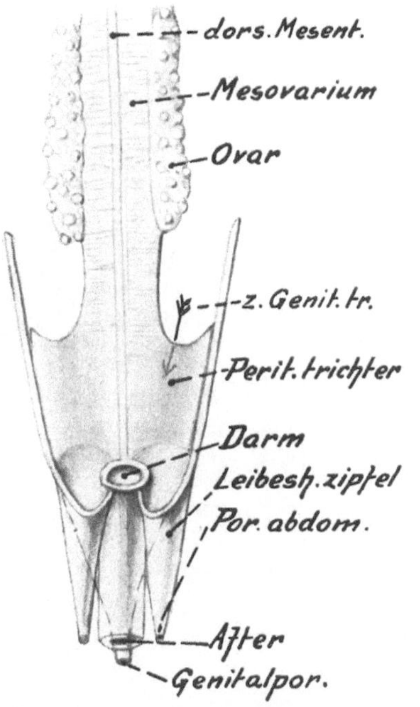

Hinteres Körperende eines weiblichen Salmoniden. Caudaler Teil der Geschlechtsorgane,
der Leibeshöhle und des Darms von ventral
gesehen, etwas schematisiert (nach Abb. von
WEBER 1886 und LICKTEIG 1913 kombiniert).
C. H.

Außer den Abdominalporen besitzen die weiblichen *Salmoniden* und einige
andere Familien der Physostomen hinter dem After und vor der Harnöffnung
noch einen unpaaren Porus — den *Genitalporus* (Fig. 387). Dieser stellt die unpaare Ausmündung von dorsalen, paarigen Leibeshöhlenzipfeln — den *Genital-
trichtern* — dar, welche die Eier aufnehmen und durch den Genitalporus nach außen
leiten. Diese Genitaltrichter wurden den Peritonealkanälen, die durch die Abdominalporen ausmünden, gleichgestellt, da die einen wie die anderen caudale Leibeshöhlenzipfel sind, die nur durch eine horizontale Scheidewand voneinander getrennt

werden (s. Fig. 387). Somit hätten die Salmoniden eigentlich vier Abdominalporen (oder richtiger drei, da die dorsalen miteinander verschmelzen), und diese Verhältnisse werden in Beziehung gesetzt zu denen der Cyclostomen, unter denen, wie wir sahen, Myxine einen dorsalen unpaaren, Petromyzon zwei seitliche Poren besitzt.

Gegen diese Ansicht wird geltend gemacht, daß die Genitaltrichter der Salmoniden den Oviducten der übrigen Teleosteer gleichzusetzen seien, deren niederste Entwicklungsstufe sie darstellen. Dies ist zweifellos richtig, trotzdem aber kein Argument gegen die oben dargelegte Homologisierung, die ja durchaus nicht ausschließt, daß zwei der vier ursprünglich morphologisch übereinstimmenden Leibeshöhlenzipfel sich nach dieser Richtung hin weiter entwickelten. Gemeinsam ist diesen beiden Anschauungen, daß sie in den Abdominalporen Neubildungen erblicken, die meist erst nach Ende der Embryonalentwicklung, häufig sogar erst viel später ihre fertige Ausbildung erlangen. Sie stehen damit in vollständigem Gegensatz zu einer schon älteren Ansicht, welche in der oben geschilderten Verbreitung der Abdominalporen gewisse Beziehungen zu der bei manchen Knorpel

Fig. 388.

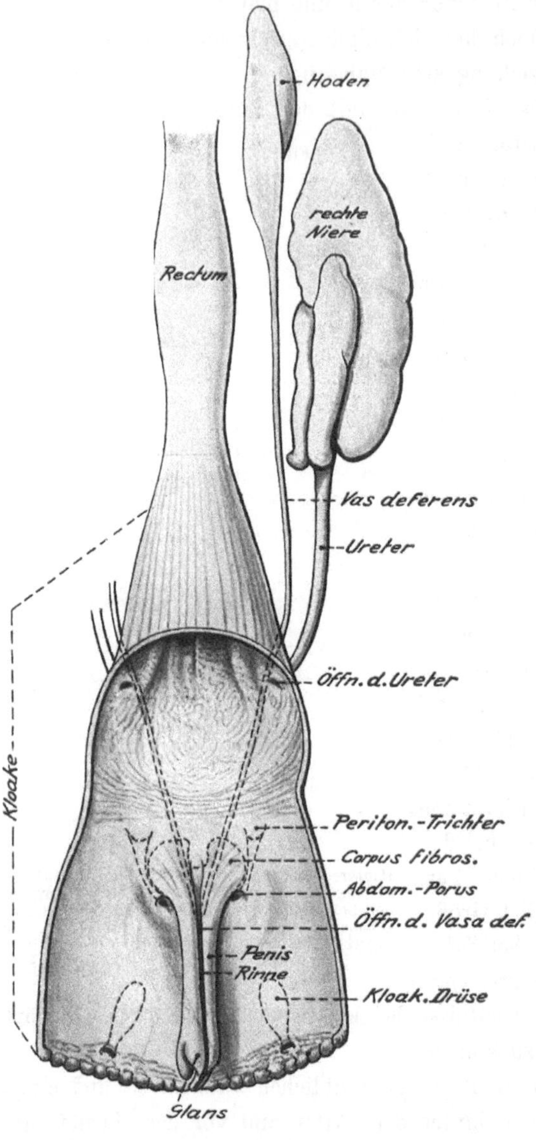

Osteolaemus frontatus ♂, Rectum mit Kloake von der Dorsalseite, Kloake durch Entfernung der Dorsalwand geöffnet, rechte Niere, rechter Hoden. Penis von Dorsalseite, sein Ende etwas seitlich verdreht. Öffnung der Vasa deferentia in der Rinne. Die beiden Abdominalporen, sowie die Peritonealkanäle und alle ventral der Kloake liegenden Organe gestrichelt.
Orig. O. B.

fischen sich noch findenden Verbindung des Coeloms mit der Außenwelt durch die Trichter der Urnierenkanälchen zu finden glaubte, indem bei den Formen, bei denen diese Verbindungen erhalten sind, Abdominalporen fehlen (*Rhina, Ostracioniden* u. a.), während sie da vorkommen, wo offene Trichter fehlen (*Carchariiden, Lamniden, Holocephalen, Ganoiden, Salmoniden* und vielen anderen). Dagegen spricht jedoch, daß z. B. *Scylliiden* und *Spinaciden* neben Abdominalporen auch offene Nierentrichter besitzen und andererseits ihr Fehlen bei den zahlreichen Formen, deren Nierenkanälchen ihre Verbindung mit dem Coelom verloren haben, so daß also in dieser Beziehung keine bestimmte Regel zu herrschen scheint.

Ferner aber schloß man aus diesem häufigen Auftreten der Abdominalporen an Stelle der Nierenkanälchen und aus ihrem auch individuell stark variierenden Vorkommen und häufig auch einseitigem Fehlen namentlich bei Salmoniden, daß sie als rudimentäre Organe, und zwar als einzig übriggebliebene caudalste Nierenkanälchen aufzufassen seien. Aber diese Ansicht scheint ebenso unvereinbar mit dem späteren Auftreten der Abdominalporen wie eine andere erst kürzlich auf Grund entwicklungsgeschichtlicher Untersuchungen an *Acipenser stellatus* aufgestellte, welche in den distalen Enden der primären Harnleiter und den Abdominalporen das vorletzte und letzte allein erhalten gebliebene Paar primärer Verbindungen des Urdarms mit dem Coelom erblickt.

Es ergibt sich also, daß bisher keine völlig befriedigende Deutung der morphologischen Auffassung der Abdominalporen bei den Fischen existiert, und auch über ihre Funktion weiß man, außer bei den Cyclostomen, so gut wie nichts.

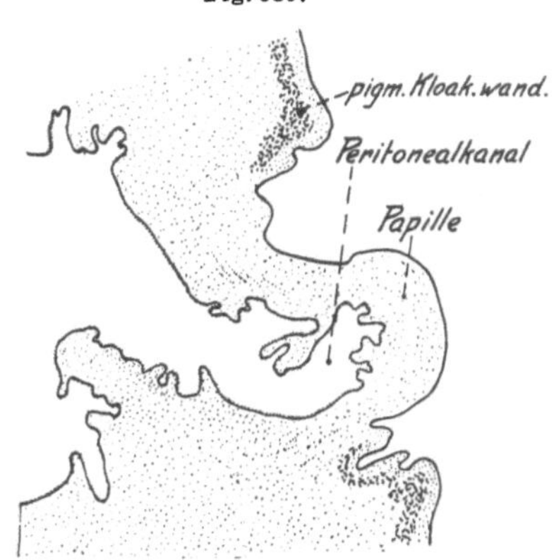

Fig. 389.

Chrysemis picta ♂, Medianer Längsschnitt durch das distale Ende des Peritonealkanals und seiner Umgebung (nach MOENS 1912). C. H.

Unter den höheren Wirbeltieren finden sich nur bei den *placoiden Reptilien* Einrichtungen, die den Abdominalporen der Fische sehr gleichen und ihnen wohl auch entsprechen (Fig. 388). So setzt sich das Hinterende der Leibeshöhle der Krokodile nahe der Penis- oder Clitorisbasis, trichterförmig in die Dorsalwand der Kloake fort, und die so gebildeten beiden *Peritonealkanäle* münden beiderseits der Penisbasis in die Kloake; doch treten die Öffnungen erst bei Erwachsenen auf, und ihr gelegentlich angegebenes Fehlen bezieht sich — wie man jetzt weiß — auf jugendliche Individuen.

Bei den *Cheloniern* sind die Peritonealkanäle mehr schlauchförmig ausgebildet, und sie dringen hier in das cavernöse Gewebe ein, das sich an der Dorsalfläche des Penis oder der Clitoris findet, und ziehen bis vor die Eichelbasis (Glans). Nach den meisten Beobachtern endigen sie hier blind auf einer Papille, die sich von ihrer Umgebung durch Mangel an Pigment unterscheidet (s. Fig. 389). Die ursprüngliche

Annahme, daß sie an der Eichelbasis durch je einen feinen Porus in die Kloake mündeten, soll nur durch künstliche Eröffnung bei der Untersuchung mittels Sonde herbeigeführt worden sein. Einigen Formen fehlen in beiden Geschlechtern auch die Peritonealkanäle (z. B. *Emys imbricata*); bei anderen beschränken sie sich auf die Männchen (*Dermatochelys coriacea*). Die Verhältnisse der Schildkröten scheinen darauf hinzudeuten, daß die Abdominalporen in Rückbildung begriffen sind. Die Auszeichnung der Stelle, an der die Poren bei anderen Formen durchbrechen, durch Papillenbildung und Fehlen von Pigment, ist schwer anders zu erklären. Jedoch zeigt die Ontogenie — so weit sie bekannt ist — daß ein Durchbruch der Poren vor Ende der Embryonalzeit nicht vorkommt, so daß man also nur annehmen kann, daß ihre Ausbildung bei den Schildkröten dieses Stadium nie erreicht, ohne jedoch die Ursache hierfür zu kennen.

Vorlesungen über vergleichende Anatomie. Von Otto Bütschli†, Professor der Zoologie in Heidelberg.

1. Lieferung: **Einleitung. Vergleichende Anatomie der Protozoen, Integument und Skelet der Metazoen.** Mit den Textfiguren 1—264. VIII, 401 Seiten. 1910. Unveränderter Neudruck 1928. RM 36.—
2. Lieferung: **Allgemeine Körper- und Bewegungsmuskulatur; elektrische Organe und Nervensystem.** Mit den Textfiguren 265—451. IV, 244 Seiten. 1912. Unveränderter Neudruck 1921. RM 9.—
3. Lieferung: **Sinnesorgane und Leuchtorgane.** Mit den Textfiguren 452—722. 289 Seiten. 1921. Unveränderter Neudruck 1925. RM 24.—
4. Lieferung: **Ernährungsorgane.** Herausgegeben von **F. Blochmann**, Tübingen, und **C. Hamburger**, Heidelberg. Mit den Textfiguren 1—274. IV, 380 Seiten. 1924. RM 27.—

In Vorbereitung sind:

6. Lieferung: **Atemorgane.** — 7. Lieferung: **Blutgefäßsystem.** — 8. (Schluß-) Lieferung: **Excretions- und Geschlechtsorgane; Sachverzeichnis.**

Vergleichende Anatomie des Nervensystems der wirbellosen Tiere unter Berücksichtigung seiner Funktion. Von Dr. **Bertil Hanström**, Dozent der Zoologie an der Universität Lund. Mit 650 Abbildungen. XI, 628 Seiten. 1928. RM 76.—; gebunden RM 78.60

Vergleichende Anatomie der Wirbeltiere. Herausgegeben von Professor **J. E. W. Ihle**, Amsterdam, Professor **P. N. van Kampen**, Leiden, Professor **H. F. Nierstraß**, Utrecht, Professor **J. Versluys**, Wien. Aus dem Holländischen übersetzt von **G. Chr. Hirsch**, Lektor in Utrecht. Mit 987 Abbildungen. VIII, 906 Seiten. 1927. RM 66.—; gebunden RM 68.40

Mikroskopische Anatomie des vegetativen Nervensystems. Von **Philipp Stöhr jr.**, o ö. Professor der Anatomie in Bonn. Mit 243 zum Teil farbigen Abbildungen. VIII, 251 Seiten. 1928. RM 36.—

Histologie und mikroskopische Anatomie. Von Professor Dr. **Hans Petersen**.

Erster und zweiter Abschnitt: **Das Mikroskop und allgemeine Histologie.** Mit 122 zum Teil farbigen Textabbildungen. III, 132 Seiten. 1922. RM 3.50

Dritter Abschnitt: **Spezielle Histologie und mikroskopische Anatomie des Menschen.** Mit 221 zum Teil farbigen Textabbildungen. V, 153 Seiten. 1924. RM 12.—

Vierter und fünfter Abschnitt: **Organe des Stoffverkehrs, Fortpflanzungsorgane.** Mit 447 zum Teil farbigen Abbildungen. VII, 385 Seiten. 1931. RM 39.—

Sechster Abschnitt: **Haut, Nervensystem, Sinnesorgane.** In Vorbereitung.

Anatomie des Menschen. Ein Lehrbuch für Studierende und Ärzte. In drei Bänden. Von **Hermann Braus**, weil. o. ö. Professor an der Universität, Direktor der Anatomie, Würzburg.

Erster Band: **Bewegungsapparat.** Zweite Auflage. Bearbeitet von **Curt Elze**, o. ö. Professor an der Universität, Direktor der Anatomie, Rostock. Mit 387 zum großen Teil farbigen Abbildungen. XI, 822 Seiten. 1929. Gebunden RM 36.—

Zweiter Band: **Eingeweide (einschließlich periphere Leitungsbahnen, I. Teil.)** Mit 329 zum großen Teil farbigen Abbildungen. VII, 697 Seiten. 1924. Gebunden RM 24.—

Dritter (Schluß-) Band: **Periphere Leitungsbahnen.** II. Spezieller Teil. **Zentral- und Sinnesorgane.** In Vorbereitung.